KB079534

술과 건강

술은 약인가? 독인가?

다카스 도시아키 지음
박윤중·안용근 옮김

전파과학사

저자의 말

우거진 녹음에 수국이 곱게 핀다. 술을 단순히 논할 것이 아니라, 꽃과 지저귀는 새들, 귀여운 강아지, 좋아하는 사람들과 같이 벗으로서 즐기고 친해야 할 것이다.

이 책에서 가장 강하게 호소하고 싶었던 것은 하루 3~4홉씩 마시는 음주자들의 주해(酒害: 술의 해로움)에 대해서이다. 의존증(依存症) 같은 것과는 무관하다고 생각하는 애주가에게 건강이 괜찮으냐고 물어보지 않을 수 없다.

2차 대전 후 일본의 혼란과 빈곤은 나의 뇌리에 아직도 생생하다. 그런 와중을 헤쳐 나온 일본인과 같은 세대 사람들, 격심한 변화로 스트레스가 쌓이는 과밀 사회 속에서 경제 성장을 지탱하고 문화적인 열세를 만회하려고 열심히 일하고 노력하여 살아온 우리들, "피곤하지요, 어떻습니까? 한잔!" 하는 동료의 권유를 물리칠 용기는 의사인 나에게도 없다. 딱 한 잔만이라고 못을 박은 것이 생각지도 않게 2차, 3차로 이어진다 하더라도, 그것을 책망할 기분은 추호도 없다.

그저 의사의 입장에서 보면, 사회 제1선에서 활약하고 있는 사람들에게 의외로 주해가 많은 데 대해 문득 위기감을 느낀 것이다. 그래서 이 같은 책을 써 보고 싶은 생각을 갖게 되었다. 어쨌든 어느 정도 마시면 어떤 결과가 일어나는가를 알려야 한다는 생각을 갖게 되었다.

나 자신도 술을 싫어하는 편은 아니다. 가끔은 도를 지나친다. 다만, 그것이 매일 계속되면 일을 망치게 되므로 그렇게 하지 않을 뿐이다. 술을 안 마시고 있을 때에만 맛볼 수 있는 만족을 모두 잃어버리고 싶지 않고, 술만이 전부라고는 생각하지 않기 때문에 술에 빠지는 일을 하지 않을 따름이다.

매우 바쁜 일상생활에서 해방되어, 해외여행이라도 하기 위해 비행기에 탄다. 이륙하여 수평 비행에 들고 안정된 공기가 흐르면, 이윽고 식사 전에 술이 돌려진다. 약간 화려한 분위기 속에서 마시는 술맛으로, 그렇게 생각해서 그런지 승무원의 소리도 더 활기 있게 들린다. 이 같은 즐거움은 나에게도 있다.

크리스마스 이브의 아침, 슈투트가르트(독일 남부 도시) 거리의 광장에는 임시 시장이 서고, 갖가지 이름 모를 작은 물건들을 파는 노점들이 늘어선다. 그 북적거림 속에서 문득 자신으로 돌아오면 몸이 차가워진 것을 느낀다. 이럴 때, 김이 나는 뜨거운 소시지 하나와 따끈한 적포도주 한 잔에는 나도 저항할 수 없다.

이렇듯 술에는 여러 가지로 즐기는 방식이 있다.

다카스 도시아키

옮긴이의 말

술, 술이 없었다면 인류의 역사는 지금과 완전히 달라졌을 것이다.

술은 인간 생활의 윤활유다.

술이 없으면 쌓이는 스트레스를 해소할 길이 없다. 술은 어색한 첫 대면이나 소원한 인간관계를 원활하게 만든다. 많은 정치적 안건이나 상담이 술집에서 토의되고, 이루어지기도 한다. 그러나 잘못 빠져들면 몸도 마음도 상한다. 심지어는 죽게 되기도 한다. 술에는 불건전한 관계가 끼는 경우도 많다. 그래서 건강, 생명은 물론 경제적, 가정적으로 파탄이 오는 일이 많다. 음주 운전으로 타인의 생명을 앗아 가기도 한다.

역자는 여태껏 술을 만드는 학문(발효공학)을 전공해 왔다. 그리고 술도 즐길 줄 아는 사람이다. 술이 없으면 인생은 무미건조할 것이다.

그러나 해로운 것을 알면서, 또는 모르면서 술에 빠져들어 자신을 해치는 사람들이 의외로 많다. 한국인의 간경화 사망률은 세계 최고라고 한다. 술에 관련된 연구를 계속하면서, 그런 결과가 역자와 같은 발효공학 전공자의 책임이 아닌가 생각될 때가 있다. 그래서 술의 무서움을 알릴 필요가 있었다.

다행히 이 책이 그런 의미를 담고 있기에 번역하게 되었다. 이 책을 통해 술이 갖고 있는 무서움을 이해하여 빠지지 않도록 해야 할 것이다.

이 책은 역자의 학문적 방향과는 다른 방향, 즉 의학적 견지

에서 술을 조명하고 있다. 이 책을 통해 역자도 술을 입체적으
로 생각하게 되었다.

박윤중·안용근

차례

14

I. 인간과 술

1. 술과 나

셋방살이의 꽃놀이

"셋방살이의 꽃놀이"라는 말이 있다. 술도 안주도 살 수 없는 가난한 셋방살이 신세들이 차를 술로, 단무지를 삶은 달걀로 생각하며 앞산에 꽃놀이 간다는 말이다. 차를 마시고 취하는 사람은 아무도 없다. 그러나 집주인의 체면과 주변 사람 눈초리도 있어서 취한 척하지 않을 수 없다. 그래서 세들어 사는 사람들은 자주 거짓으로 취하게 된다. 평소 집세가 밀리고도 집주인에게 얼굴을 내밀지 않던 사람에게 집주인은 가짜 술인 줄 알면서도 "많이 들게나, 오늘은 집세 같은 것은 잊어버리고, 예의 같은 것에 신경 쓰지 말고 마음껏 취하게"라고 해 준다.

예로부터 상하 관계로 맺어진 주인과 점원이 격의 없이 마시는 것은 술의 멋이다. 마찬가지로 동네잔치에서만큼은 지주가 소작인에게 술자리를 허용한다. 또 하늘 아래 평등하지 못했던 사람들이 술 앞에서는 순간의 평등을 즐기는 모습을 묘사한 그림이나 글이 적지 않다. 술은 그렇듯 인간 생활에 깊이 관여하고 있다.

그런데 동물이 더러 자연적으로 빚어진 술을 마시는 경우도 있겠지만, 술을 만들어서 마시는 것은 인간뿐이다. 이런 평범한 사실도 깊이 생각해 보면 흥미롭다. 인간에게 있어 술의 의미가 그 속에 가득 차 있기 때문이다.

인간이 술을 좋아하는 것은 인간의 진화와도 관계가 있다. 특히 뇌의 발달에 의한 필연적 결과로 보인다. 인간 최대의 특징은 커다란 뇌, 그중에서도 전두엽(前頭葉)과 측두엽(側頭葉)이다. 여기서 발달한 넓은 신피질(新皮質)이라는 부분 덕분에 우리는 이성과 지력(知力)을 갖게 되었다. 이로 인해 인간은 문명을 창조하였다. 그러나 동시에 인간은 어둠의 세계를 좋아한다. 특히 피로에 지친 정신은 어둠을 원하며 이성의 굴레에서 벗어나려 한다.

술은 어두운 세계의 대표적인 연출자다. 그에 의한 도취는 우리를 혼돈과 망각의 세계로 끌어들인다. 명석함의 반작용으로 생기는 정신의 고뇌를 술은 한때나마 잊게 해 준다. 술에 의한 해로움을 강조한 신문, 잡지의 기사를 읽으면서도 그 유혹에 빠져드는 경우가 허다하다. 그리고 잘못 폭주하여 자신을 파멸시키게 되는 경우도 있다. 진화에 의해 얻은 이성, 그래서 그것으로부터 잠시라도 빠져나가고 싶어 하는 정신적 약점, 인간 세계가 계속되는 한 이 양면성이 없어지기는 힘들다. 그래서 술은 인간의 업보인지도 모른다.

술을 알고자 하는 것이 이 책의 목적이다. 어두운 세계의 연출자, 취하기 위해 존재하는 술을 밝은 세계로 끌어내려고 하는 것이다. 이것도 아직 어디까지나 인식의 돈 후안(Don Juan)인 인간의 업보인지도 모른다.

술지게미의 향수

나의 인생에서 술과 알게 된 것은 오래전 일이다.

나는 초등학교 시절, 나다와 함께 술도가의 마을인 교토(京都)의 후시미(伏見)에서 살았다. 그곳은 오사카(大阪)와 고베(神戸) 지방의 밝고 현대적인 거리와는 달랐다. 무겁고 넓은 기와를 얹어 지은 집, 굵고 검은 기둥 건너편의 어두운 안쪽, 내가 살던 교토 거리에는 이런 집들이 처마를 맞대고 늘어서 있었다.

여름날 오후, 하교할 때 크고 긴 술 창고 사이를 지나오게 된다. 눈높이 정도의 창에는 철 격자가 쳐져 있고, 안에서는 곰팡이 핀 독특한 냄새를 안고서 시원한 바람이 불어온다.

지금 생각해 보면, 그해 겨울에 만들어진 술이 한여름에 성숙되며 초가을 '첫 술'로서 출하를 기다리고 있었던 것이다.

2월 교토의 겨울은 몹시 춥다. 술 창고 옆을 지나노라면 이번에는 따뜻한 바람을 타고 술의 향기가 풍겨 나온다. 술이 익은 것이다. 새로운 술인 것이다. 거리에는 금방 짠 새 술과 알코올 냄새를 풍기는 무겁고 부드러운 술지게미가 잔뜩 나돈다. 술지게미를 굽는 향기로운 냄새가 집 안으로 스며든다. 밤에는 당근과 파, 곤약을 넣은 술지게미 국이 몸과 마음을 따뜻하게 덥혀 준다.

여름밤 아버지가 마시는 맥주 거품의 신비, 아이들에게도 한 잔씩 돌려지는 정월의 도소주, 오래된 절 앞의 찻집에서 뜨거운 김을 내던 감주(甘酒), 이런 어렸을 때의 술에 대한 기억은 지금도 새롭고 매우 그리워지는 일들이다.

음주 체험

어렸을 때는 어른이 술을 얼마만큼 마시고 있는가에 대해 관심이 없었다. 가끔 얼굴이 빨개진 어른과 술맛 좋다고 하면서 술잔을 기울이던 할아버지의 모습이 눈에 어른거리는 정도다.

영국에서는 18세기에 어린이에게까지 진을 먹였다고 하나, 일본에서는 1940년 중반에도 거리에서 맥주잔을 든 젊은 여성의 모습조차 그다지 볼 수 없었다. 정월에 고등학교 선생이 자택에서 학생에게 술을 돌렸다든가, 고등학생이 수학여행의 밤이나 졸업을 앞둔 이른 봄 냇가에서 값싼 술을 돌려 마셨다든가 하는 행위에 대해서는 아직 함부로 생각할 수 있는 때가 아니었다.

그런데 어느새 대학의 신입생 환영회나 사은회 등에 맥주가 나오는 것은 자연스런 일이 되었다. 1940년대 후반의 일이다. 생맥주가 등장한 것도 그때이다. 맥주의 상표는 늘었으나, 위스키는 아직 일본산의 2~3종뿐이었다. 1950년대 후반에 들어와서도 교수 댁에서 손님들에게 권해지는 양주, 위스키를 귀한 것으로 여기며 정중하게 한 잔 받아 마시는 것이 고작이었다.

1964년 유학하고 있던 런던의 대중 술집에서 일본 맥주의 대부분은 영국 맥주의 일종인 라거(larger)에 속한다는 것을 알았다.

외국산 위스키는 1970년대 후반부터 연말연시의 선물용으로는 최상품이었다. 그리고 어느 사이엔가 브랜디가 보급되었고, 다음으로 와인이 보급되었다. 그러나 술을 즐기는 사람이 아니면 연회, 술집, 신입 사원 환영회 등에서 한 잔으로 마치는 경우가 많다.

누구나 나름대로의 알코올 인생을 갖고 있을 것이다. 술과 인간은 끊을 수 없는 인연으로 얽혀 있기 때문이다. 술은 항간에 넘쳐흐르고 있다. 그것은 어느 한 나라만도 아니고, 현재에 한정되는 것도 아니며 놀랄 일도 아니다. 그러나 그렇다고 모두 OK라고 하기에는 만족스럽지 못한 구석이 남는다.

나에게는 젊은 시절 술을 마시고 실수한 체험이 있다. 친구와 함께 술에 도전했다가, 일어서도 일어서도 발에 힘이 빠져 뒹굴던 일이 있었다. 대학 2학년 여름, 블랙아웃(black out, 기억 불능)을 경험했다. 취중의 나의 언동을 지금도 알 수 없다. 누구도 자세히 알려 주지 않는다. 비난을 살 만한 일을 한 것은 어렴풋이 기억나지만 말이다. 나의 실수는 거기까지로, 나의 주변에는 만성의 술의 해(害)에 빠져서 헤어나지 못하는 사람은 없다. 그러나 나는 직업상 술의 해에 대해서 공부할 기회가 있었고, 환자 중에서 그런 사람을 볼 수 있는 입장이 되었다.

3일에 위스키 한 병 마시기

진찰실은 사회를 위해 열린 휴게실이다. 귀를 기울이면 밖을 지나가는 발자국 소리가 들리며, 가끔 문을 열고 사람이 들어온다. 얘기를 들으며 물끄러미 상대의 모습을 보고 있노라면, 뜻밖에 예사스럽지 않은 무엇을 깨닫게 되는 경우도 있다. 이것도 진찰실에서 일어난 일들이다.

1980년 4월의 일이다. 근무처인 일본대학 의학부 부속병원에 신경내과가 개설된 지 17일째 되던 날이다. 진찰을 받으러 온 42살의 남성 A 씨는 매우 걷기 힘들어 보였다. 다리가 뻣뻣하게 펴져서 걸음걸이가 제대로 되지 않았으며, 서 있을 수는 있으나 몇 발짝 걷는 것이 고작이었다. 벌써 5년째 그런 모습이었다고 한다.

진찰해 보니, 대퇴와 장딴지의 근육은 굳어 있어서 무릎이 쉽게 굽혀지지 않았다. 그러나 다리에 힘을 주라고 해 보니 그 힘은 강했으므로 마비 때문에 못 걷는 것은 아니었다. 좌우의 발은 간격을 조금 넓혀 걷는다. 소뇌도 어느 정도 나빠져 있는 것 같았다.

이 밖에 계산력과 기억력이 둔해져 있고 입을 내미는 반사가 보였다. 이는 입술 한가운데를 망치로 두드리면 입술을 오그라 뜨려 내밀며 젖을 빨려고 하는 원시적 반사 중 하나이며, 어린아이에게는 반드시 나타나지만 어른의 경우는 대뇌 전두엽이 나빠졌을 때만 나타난다. 머리를 X선으로 컴퓨터 단층 촬영한 필름을 보니, 대뇌 표면이 쭈그러들어 있는 것같이 보였다. 뇌가 크게 변화를 일으키고 있는 것 같았다.

알고 보니 A 씨는 20세부터 최근까지 매일 5홉(1홉은 약 180㎖)의 술을 마셔 왔다. 음주자의 소뇌의 병이라면 미국의 M. 빅터라는 사람의 훌륭한 연구(1959) 결과가 있으나, 이 환자와 같이 다리가 뻣뻣하게 펴지고 굳어 있는 경우는 내가 알고 있는 어느 전문서에도 그 예가 없었다.

다음은 B 씨의 경우이다. 43살의 남자로, A 씨를 진찰한 지 약 1개월 후, 말하기 힘들고, 걷기 힘들다며 찾아왔다. 6년 전부터 그런 상태가 되었다고 한다.

역시 대퇴와 장딴지의 근육은 굳어 있고, 손으로 무릎을 굽혀 보려 했으나 굽혀지지 않았다. 이런 상태는 마치 경련할 때와 같이 근육이 강하게 수축되어 있는 것으로 의학적으로는 경직(痙直)이라 한다.

B 씨는 소뇌도 좀 나쁜 상태였으나, 손끝까지 와 있는 말초 신경도 좋지 않았다. 그 증거로 양쪽 무릎 아래의 근육이 말라 있고, 팔꿈치 밑과 무릎 아래의 감각이 둔화되어 있었다.

술 마신 경력을 물으니, 놀랍게도 고등학교 2학년 때부터라고 하였고, 3~4일에 위스키 한 병을 비운다고 하였다. 음주자의 말초 신경 고장에 대해서는, 19세기 말에 활약한 영국의 고명한 임상 신경 전문의 W. R. 가워스도 자기 저서에서 말초 신경계의 마비 때문에 수족이 뻣뻣해져 처진 환자의 모습을 스케치하고 있다(〈그림 12〉 참조). 그러나 B 씨의 경직이 알코올을 여러 해 동안 마셨기 때문이라고 생각하게 된 것은 비슷한 증상을 보인 다른 환자의 경직이 금주에 의해 흔적도 없이 사라진 것을 보고 나서부터이다. B 씨 다리의 경직도 절주로 어느 정도 좋아졌다.

만성 다량 음주자의 증가

이런 일이 계기가 되어, 나는 찾아오는 환자의 주력(酒歷)을 상세히 물어보게 되었다. 이 일을 계속하면서 놀란 것은 그들이 술을 많이 마시고 있다는 점이다. 청주 3홉을 매일 10년 이상 마셔 온 주력은 보통이 아니다. 그런데 내가 진찰한 환자 10명 중 하나가 그런 주력을 갖고 있었다. 남자만을 기준으로 하면 6명 중 1명꼴로 높아진다. 술을 마시는 사람들은 동료들에게는 자신의 주량을 과장해서 자랑하고, 의사에게는 줄여서 신고하는 것이 보통이기 때문에 실제 주량은 그보다 좀 더 높은 것으로 보아도 좋을 것이다. 어린이는 거의 없었으므로 위

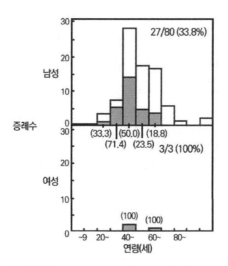

〈그림 1〉 만성 다량 음주자 중의 알코올성 신경 장해(1981~1982). 만성 다량 음주자 83명 중 30명(36.1%)이 알코올성 신경 장해(회색)자였다

의 예는 성인에 대한 것으로 보아도 된다.

물론 이런 사람들은 두통이 있거나, 걷기 힘들거나, 수족의 마비 내지 떨림으로 신경내과에 와서 진찰받은 환자들이다.

나는 신경내과의 간판을 내걸고 있을 뿐, 알코올 전문의나 전문과로 칭하고 있지는 않다. 위의 숫자는 신경내과라는 간판만으로 찾아온 사람들에게 가끔 주력을 물어서 얻은 것이므로 어느 정도 오차는 있을지 모르나, 진찰실 밖의 실상을 비슷하게 반영한 것이라고 생각한다.

2년 후, 어느 강연회에서 이 얘기를 했을 때, 한 선배 의사는 내가 근무하고 있는 병원 근처에는 술 마시는 사람이 많은 것 같다고 하였다. 그러나 그 후의 경험에 따르면 그렇지가 않았다. 내가 근무하는 대학 부속병원은 다른 곳에도 하나 있고,

거기에서도 같은 결과가 나타났기 때문이다. 그 밖의 다른 병원에서도 같은 결과가 나왔다.

이는 놀랄 만한 사실이다. 나의 추정으로는 성인의 5%, 성인 남자의 8%에 해당한다(〈표 9〉 참조).

하루에 3홉 이상의 청주를 10년 동안 계속 마시고 있는 사람을 만성 다량 음주자라고 부르기로 하자. 그런 사람들을 자세히 관찰하여 그 결과를 모으면 상당히 중요한 자료가 되겠다는 생각이 들었다. 내가 진찰한 만성 다량 음주자 중 3분의 1은 음주 이외의 원인으로서는 설명할 수 없는 신경 계통의 고장을 갖고 있기 때문이었다(그림 1).

본래 신경내과를 찾는 음주자는 매일 3~4홉 정도를 마시는 음주자로, 만성 다량 음주자로서는 주량이 적은 편에 속한다고 생각된다. 왜냐하면 매일 5홉 이상 마시는 사람을 만성 대량 음주자로 별도로 구별한다면 만성 대량 음주자는 바로 의존증(依存症)에 빠져드는 경우가 많아서 내과, 신경과보다는 정신과로 진찰받으러 간다고 생각되기 때문이다.

매일 3~4홉 정도의 술을 마시는 사람은 3명 중에 1명, 매일 5홉 이상의 술을 마시는 대량 음주자는 3명 중 2명이 의존 증상에 빠져들어 알코올성 신경 장해를 일으키고 있다고 볼 수 있다. 그 신경 장해가 어떤 것인가에 대해서는 뒤에 자세히 언급할 것이다.

음주와 신경 장해

그런데 놀랄 만한 것은 오히려 매일 3~4홉의 술을 마시는 사람들 중에 신경 장해가 있다는 사실이었다. 이런 사람들의

〈표 1〉 신경내과 외래 환자 중에서 나타나는 알코올성 신경 장해

(1980~1981)

다발 신경병		18
다발 신경병 +	소뇌	5
	금단 증상	3
	경직	1
소뇌만		1
소뇌 + 대뇌		1
금단 증상만		1
합계		30명

대부분은 의존증까지는 빠져들지 않으며, 과거 의존증 상태로 입원한 병력이 있는 사람도 극히 일부분에 지나지 않았다. 그런 사람들은 대부분 사회 제1선의 중추적인 지위에서 활동하고 있는 중년 이상의 남성들이다. 그들은 마시는 만큼만 병들어 있는 것이다. 그들 태반은 그런 증상인지 알지 못하고 가끔 다른 이유로 신경내과를 찾아와서 진찰받고서야 비로소 자신이 알코올 장해에 걸려 있다는 걸 알게 된다.

이런 사실이 의미하는 것은 만성 다량 음주자들은 말초 신경뿐 아니라 중추 신경까지도 넓고 깊게 장해를 받고 있다는 점이다(표 1). 그것에 대한 증거는 이 밖에도 많다. 앞에서 언급한 경직, 소뇌의 장해, 원시적인 반응의 출현, 정밀 진찰에 의해 발견된 이 같은 증상 외에 뇌파에도 어떤 종류의 이상이 나타났다. 그리고 10여 년 전에 등장한 X선 컴퓨터 단층 촬영으로 나타나는 대뇌 전두엽과 소뇌의 위축까지, 이런 것들이 모두 똑같은 결과를 가리키고 있다.

알코올 장해는 예전부터 있던 것으로 갑자기 나타난 것은 아

니다. 컴퓨터 단층 촬영기 같은 첨단 의료기기 덕분에 예전에는 알지 못하고 넘어갔던 알코올의 정체를 알게 된 것이다. 그러나 실제로 만성 다량 음주자가 증가하고 있는 측면도 간과하여서는 안 된다.

2. 술 소비 현황

술의 맛

처음부터 음주의 해를 들어 독자를 약간 놀라게 한 점은 미안하게 생각한다. 그러나 이 책의 목적을 이해하는 데 있어서는 필요한 절차였다.

술이 약으로서의 효과와 인체에 대한 영향을 얘기하기 전에 술에 대한 전반적인 지식을 정리해 보기로 하자. 먼저, 술 마시는 방법부터 시작하자.

술은 입으로 마신다. 이주(利酒)라는 말이 있다. 이주는 입으로 마시기 전에 술의 빛깔과 광택, 향기를 감상하는 것이다. 그러고 나서 술은 입으로 들어간다. 그러나 갑자기 한꺼번에 마셔 버리는 것이 아니다. 맛을 본 후에도, 술을 잠시 입에 넣은 채 맛의 조화 등 미묘한 술의 성격을 음미한다. 그러고 나서 비로소 술을 마셔 목을 통과하게 한다.

술을 마셨을 때 미끄러져 넘어가는 정도를 느껴 보는 것도 '넘어가는 맛'이라 하여 중요하다. 특히 맥주의 경우는 '넘어가는 맛'이 더욱 중요하다. 포도주에도 이에 못지않은 맛에 대한 기준이 있다.

<표 2> 각국별 인구 1인당 알코올 음료 소비량(1984년 기준)

순위	나라	소비량ℓ	순위	나라	소비량ℓ
1	룩셈부르크	18.0	25	아일랜드	6.7
2	프랑스	13.5	26	폴란드	6.5
3	포르투갈	12.8	27	핀란드	6.3
4	이탈리아	12.1	28	구소련	6.0
5	헝가리	11.7	29	키프로스	5.7
6	스페인	11.2	30	일본	5.7
7	스위스	11.1	31	스웨덴	5.2
8	구 서독	10.7	32	칠레	5.0
9	벨기에	10.6	33	우루과이	4.6
10	구 동독	10.4	34	남아공	4.5
11	덴마크	10.2	35	아이슬란드	4.1
12	오스트리아	10.0	36	노르웨이	4.0
13	체코슬로바키아	9.5	37	베네수엘라	3.8
14	아르헨티나	9.5	38	콜롬비아	2.3
15	오스트레일리아	9.3	39	파라과이	1.8
16	뉴질랜드	9.1	40	멕시코	1.7
17	불가리아	8.7	41	쿠바	1.5
18	네덜란드	8.6	42	페루	1.5
19	캐나다	8.5	43	브라질	1.4
20	유고슬라비아	8.4	44	터키	1.0
21	미국	8.0	45	이스라엘	1.0
22	루마니아	7.7	46	튀니지	0.7
23	영국	6.9	47	알제리	0.3
24	그리스	6.8	48	모로코	0.2

우리는 평소 술을 신중히 감상하며 마시지 않을지도 모르나, 이주의 정도를 알게 되면 술을 음미하는 것은 바로 문화의 일단이며, 매우 높은 교양이 수반되어야 한다는 점을 깨닫게 될 것이다.

이와 관련하여 강조하고 싶은 것은 마시기 전의 술이 아무리 우리와 고상한 관련성이 있더라도, 목을 통과하고 나서는 육체에 해롭게 작용한다는 것은 사실이라는 것이다. 그 효과는 우리가 고상하게 있도록 지탱하고 있는 뇌에도 아무 거침 없이 미치게 된다.

각국의 술 소비 현황

〈표 2〉는 1984년 기준의 세계 각국의 1인당 알코올 음료 소비량을 순 알코올분으로 환산해서 나타낸 것이다.

알코올 소비량은 표에서 알 수 있듯이 서유럽 국가들이 높다. 여기서 보면 소비량이 급증하던 일본이 세계 최고 소비국에 비해 절반 이하이다. 이 현상을 어떻게 생각하면 좋을까? 더 소비량을 늘려야 되는가, 아니면 다소비국의 소비 현상에 문제가 있는가? 이러한 주류의 소비는 인종, 전통, 풍습, 종교, 기후 등에 따라 차이를 나타낸다.

3. 술의 양조와 성분

술은 본래 곡식이나 과일 등 당질을 함유한 물질을 뜸팡이나 쪽팡이, 곰팡이 등 미생물의 작용으로 발효시켜 만든다. 이렇게 하여 만든 술을 양조주라 한다.

알코올 발효에 필요한 조건은 자연적으로 갖추어졌을 것이다. 술이 만들어지기 위해서는 기질, 미생물, 물 그리고 적당한 온도와 습도가 필요하다. 지구상에 이들이 갖추어진 것은 언제인지 알기 힘드나, 일단 조건이 갖추어지면 우후죽순처럼 발효가 진행되어 자연적으로 술이 만들어졌을 것이다.

한편, 증류주란 양조주를 증류한 것으로 소주, 위스키 등이 이에 속한다. 증류주는 인간과 술 사이에 커다란 영향을 끼쳤다. 증류주의 알코올분은 양조주보다 훨씬 강하며, 증류라는 수단에 의해 인간은 비로소 알코올분이 강한 술을 얻게 되었다.

증류 방법은 이미 기원전 3000년경 메소포타미아에서 사용하였다.

그러나 실제로 증류주를 만들기 시작한 것은 중동의 아랍 문화권인 듯하다. 증류기는 4세기 전의 알렉산드리아에 이미 등장하여, 그리스어로는 암비그, 아라비아어로는 알란빅(Al-anbiq)으로 불리었으며, 후세에 일본에서는 란비키(ランビキ)라 하였다. 연금술사가 이를 사용하여 여러 가지 용액을 증류하고 있는 사이에, 아라크(아라비아어로는 araqa(땀을 내다)의 뜻, 시리아 방언으로는 áraq(땀)의 뜻)라는 증류기가 만들어져서 세계 각국에 널리 보급되어 많은 영향을 주었다.

연속식 증류기와 술의 발전

1826년 이후에 도입된 연속식 증류기(패턴트 스틸)에 의한 증류주는 인간과 술 사이에 또 하나의 자극제가 되었다.

불순물이 제거된 냄새 없는 알코올이 쉽고 값싸게 대량으로 만들어졌으며, 만들어진 순 알코올이 종래의 양조주와 증류주에 첨가되는 시대가 되었다.

연속식 증류기로 만들어진 알코올의 첨가라는 조작에 의해 맛 좋은 술이 만들어지게 되었다. 이것이 시대의 새로운 기호와 일치되어서, 술의 소비를 증대시키는 결과를 낳았다. 종래의 증류주는 불순물 때문에 냄새가 나서 마시기 거북한 경우가 적

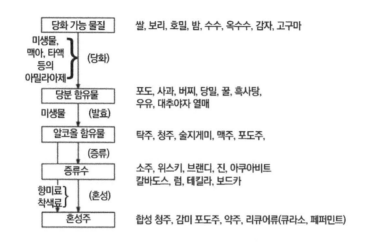

<그림 2> 술 제조 방법과 종류

지 않았기 때문이다. 이제는 연속식 증류기 덕분에 순수한 알코올이 대량으로 값싸게 만들어져 공급되고 있다.

그리고 브랜디는 섞는(칵테일) 방법에 따라 기호의 시대적 변화에 맞도록 만들 수 있다. 브랜디는 증류주뿐만 아니라 본래의 양조주 영역까지 범위를 확대하여 제조 방법을 변화시켜 왔다. 양조 산업은 바야흐로 브랜디의 시대로, 또한 대량 생산, 대량 소비의 시대로 접어들었다.

이와 함께 다량 음주, 만성 음주 경향이 가속되어 술의 해와 술에 대한 의존이 증대하여 온 것은 당연한 결과로, 인간은 한층 더 술과 깊은 관계를 맺게 되었다.

알코올과 도수
약품 상자에 즐비한 약병 중에서 알코올병을 발견할 수 있

〈표 3〉 알코올 음료의 종류와 함량

술	계량 단위	알코올 도수(%)	순수 알코올(mℓ)
맥주	작은 병(334mℓ)	4.5	15.0
	큰 병(633mℓ)		28.5
와인	1병(700mℓ)	13(9.3~14)	91.0(6531~98.0)
청주	1홉(180mℓ)	15.5(15.0~15.9)	27.8
	3홉(540mℓ)		83.4(81.0~85.9)
	5홉(900mℓ)		139
소주	1홉(180mℓ)	30(25~35)	54.0(45.0~63.0)
브랜디	1병(700mℓ)	40	280
위스키	1병(700mℓ)	43	323

다. 상표에 특급 에틸알코올, 순도 99% 이상이라고 쓰여 있다. 마개를 열고 깨끗한 비커에 따라 보면 투명한 액체다. 흰 종이를 뒤에 대고 비춰 보면 아무 색도 없다. 검은 종이를 대고 보아도 아무것도 떠 있지 않다. 냄새를 맡아 보면 약간의 향기가 난다. 그때서야 비로소 물은 아니라고 생각하게 된다. 이것이 에틸알코올(에탄올)이다. 주정(酒精)이라고도 한다. 비중은 20℃에서 0.789이다.

주정이라면 맛을 보아도 괜찮을 것이다. 손가락에 찍어 맛을 보면, 혀를 콕 쏘는 맛이 난다. 별도의 비커에 조금 따라 거의 같은 양의 물을 넣고 2~3회 흔들어 섞는다. 매우 잘 섞인다. 비커에 입을 대고 조금만 맛보듯이 삼켜 보면, 진한 단맛 속에 강한 자극을 느끼게 된다. 입안에 물씬 피어오르는 알코올 향기, 이것이 보드카의 맛이다. 거기에 같은 양의 물을 넣어 보면, 먼저보다 약한 자극이 느껴진다. 그 정도면 목으로 넘길 수 있게 된다. 마셔 보면 맛이 특이하다. 이것이 소주의 맛이다. 알코올은 무색이지만, 이렇듯 맛과 냄새를 가진다.

술의 주성분은 물과 알코올이다. 용량 100의 술 속에 몇 %의 알코올이 함유되어 있는가를 술의 도수라고 한다. 도수에 2를 곱한 수치를 표준 도수(proof)라 한다. 그런데 50도를 넘는 술은 그렇게 많지 않다. 보드카나 마오타이주 정도다.

한국의 증류식 소주와 희석식 소주

한국인이 소모하는 가장 대중적인 술은 소주이다. 물론 맥주와 막걸리도 있으나 도수가 낮기 때문에 소주만큼 영향력이 크지 않다. 여기서는 건강에 큰 영향을 미치는 소주에 대해 살펴본다.

조선초까지는 여러 전통 증류식 소주가 있었으나 일제 강점기의 수탈 정책으로, 즉 양조세를 받기 위해 일반인들의 술 제조를 금지시켜 명맥이 많이 끊어졌다. 자유당 시대만 하여도 증류식 소주가 있었으나, 5.16 후의 양곡 정책에 의해서 1960년대부터 양곡에 의한 증류식 소주의 제조가 금지되어 희석식 소주로 바뀌었다. 지금도 시판되고 있는 것은 대부분 희석식 소주다. 지금은 사정이 반대로 변하여 쌀이 남아돌자 1991년 7월 1일 자로 다시 쌀로 술을 만들 수 있게 되었다. 그러나 순수한 의미의 증류식 소주는 아직 시판되고 있지 않은 것 같다.

요즘 사람들은 시판되고 있는 희석식(가짜) 소주 외에는 본 적이 없다. 그래서 증류식(진짜) 소주가 따로 있다는 것조차 모르고 희석식 소주에 길들여져서 증류식 소주에 오히려 이질감이나 거부감을 느끼는 사람도 있다.

알코올의 끓는점은 78℃, 물의 끓는점은 100℃이다. 담근 술은 물과 알코올이 섞여 있으므로 78℃로 가열하면 이론상 알코올만 빠져나오게 되어 있다. 증기로 빠져나온 알코올을 차게 식히면 다시 알코올이 된다. 이것이 바로 증류식 소주이다. 이렇게 하는 것을 소주를 받는다, 또는 내린다고 한다. 반면, 희석식 소주는 고구마나 타피오카 등 싸구려 원료를 발효시켜 정제한 주정(에틸알코올)에 물, 조미료, 향료 등을 섞어서 소주 맛을 낸 알코올에 지나지 않는다. 싸구려 재료로 술을 만들어 주정을 만들면 메틸알코올(메탄올) 때문에 머리가 아픈 경우가 많다. 그래서 정제하여 메틸알코올을 제거하게 되며 이때 향기 성분과 맛 성분도 모두 제거된다. 희석식 소주에는 발암성이 문제가 되어 다른 식품에서는 사용이 금지된 사카린이 아직 사용되고 있다.

증류식 소주는 원래의 술에 들어 있던 향기가 알코올과 함께 증류되어 들어가므로 매우 향기롭다. 그래서 증류에 사용하는 양조주의 종류에 따라 소주의 향기도 여러 가지가 된다.

서양 소주라 할 수 있는 위스키는 보리나 밀, 옥수수 등으로 빚은 술을 증류한 것이고, 브랜디(나폴레옹 코냑 등)는 포도주(와인)를 증류한 것이다. 그러나 희석식 소주는 향기라 할 것이 없다. 있다 하더라도 인조 향의 냄새에 지나지 않는다.

증류식 소주의 맛은 매우 품위가 있다. 맛은 마시자마자 바로 느껴지지 않는다. 배 속으로 들어갈 때까지 매우 부드럽고 향기로운 맛이 느껴진 다음 배 속에서부터 싸하게 짜릿한 자극이 올라와 입을 통해 나가는 느낌이 든다. 그 느낌은 처음에는 약하지만 시간이 조금 지나면 강해진다. 짜릿한 느낌이 사라지고도 30분 정도는 향기가 입에서 떠나지 않는다. 그러나 희석식 소주는 입에 들어가자마자 써서 약 삼키듯 빨리 목으로 넘기게 된다. 입안에 남아 있을수록 고통스러워 입을 가실 안줏거리가 필요하게 된다. 목으로 넘어오는 냄새는 옆 사람에게 매우 역한 느낌을 준다.

증류식 소주는 만드는 법이 위스키와 같으므로(위스키는 숙성 과정이 따로 있지만) 물을 타면 향기와 맛이 순해질 뿐이다. 찬물을 타지 않고 덥혀 마셔도 색다른 맛과 향기가 난다. 뚜껑을 따 놓거나 잔에 부어 놓고 하루가 지나도 맛과 향기가 변하지 않는다. 그렇지만 희석식 소주는 물을 타면 먹을 수 없다. 전혀 술이 아닌 맛으로 변해 버리기 때문이다. 그리고 잔에 쏟아 놓고 하룻밤 지나면 고약한 냄새가 나서 못 마신다.

대기업에서 내놓고 있는 증류주는 가격이 매우 싸나 맛이 덜하다. 희석식 소주에 증류주를 일부 섞은 것들로 100% 증류 소주가 없기 때문이다.

그 밖의 성분

술에는 물과 알코올 외에 독특한 향미와 색깔을 나타내는 여러 성분이 섞여 있다. 그들 성분의 종류는 매우 많아 청주 한 가지만을 예로 들어도 수백 종이 함유되어 있기 때문에 모두 알아내기는 힘들다. 그러나 그중 대표적인 것들만을 열거하면 〈표 4〉와 같은 내용이 된다. 술의 종류에 따라 이들 성분은 모두 다르기 때문에 그들을 모두 밝히는 것은 어려운 일이다.

양조주의 원료가 되는 곡류, 고구마류, 과일, 당밀 등은 당과 당화 가능한 물질 외에 여러 가지 물질을 함유하고 있다. 또한 맥주를 양조할 때 첨가되는 홉이라든가, 아랍인들이 건조 대추야자 열매로 술을 빚을 때 가하는 카슈스(Cuscuta japonica

34

<표 4> 청주의 성분

알코올분	에틸알코올, 이소아밀알코올, β-페닐에틸알코올, 티토솔, 글리세롤
당분	포도당, 말토오스(엿당), 이소말토오스, 펜토오스(오산당), 아라비노오스, 크실로오스, 갈락토오스
유기산	숙신산, 말산, 젖산, 아세트산, 피루브산, 푸마르산, 구연산, 아코니트산, 글리콜산
질소 함유물	펩티드, 아미노산, 단백질, 핵산 관련 물질, 효소, 아민류
에스테르	발레리안산에틸에스테르, 카프론산에틸에스테르, 이소아밀아세트산, 이소부틸아세트산
카르보닐 화합물	아세트알데히드, 디아세틸
기타	황화물, 비타민 B_6, 비타민 B_1, 비타민 B_2

Chois.: 뿌리 없는 카브라의 일종)와 아니스(anise, 회향)도 술의 향기 성분이 된다. 아니스의 향기는 아니스를 넣은 양조주로 만든 증류주 아라크에도 이행된다. 재제주(再製酒)의 경우는 만들어진 술에 다시 여러 가지 성분을 가한 술이다. 그들 성분이 각각의 술에 독특한 맛과 향기를 준다. 그중에는 약간 가열하면 휘발하고 마는 물질도 있고, 계속 끝까지 남아 있는 성분도 있다.

휘발하기 쉬운 성분은 끓는점이 알코올보다 낮고, 데우면 휘발되어 술에서 없어지고 만다. 찬술을 마시면 머리가 아프거나 구토가 나기 쉬운 것이 그 때문이라는 얘기도 있다. 알코올 처리 과정의 중간 산물인 아세트알데히드(acetaldehyde)는 그에 대한 주원인으로 생각되어 왔고, 끓는점이 21℃이므로 과연 그렇다고 할 수도 있겠다. 그러나 실제 머리가 아프고 구토가 나게 하는 것은 술 속에 함유된 아세트알데히드의 작용 때문이 아니고, 술이 간장에서 분해되면서 생기는 아세트알데히드 때문이다. 끓는점이 알코올보다 높은 성분, 예를 들면 퓨젤유(이소아밀알코올이나 d-아밀알코올 등의 혼합물)는 데워도 휘발되지 않고 술에 남아 있어서 악취가 날 뿐만 아니라, 오랫동안 체내에 남아 숙취에 의한 두통의 원인이 될 수도 있다. 휘발 여부를 불문하고 기타 성분은 양조주의 풍미를 형성하는 데 중요하다.

술의 성분을 논할 때, 합성 청주를 빼놓을 수는 없다. 합성주는 알코올, 포도당, 호박산, 엿, 젖산, 글루탐산나트륨, 무기물 등을 주요 성분으로 고루 혼합시킴으로써 양조 청주와 같은 맛을 내도록 한 술이다.

우리가 술을 마시는 경우에 입으로 들어가는 것은 이 같은 성분들이며, 그 밖에도 미지의 물질이 적지 않게 함유되어 있다는 것을 알아 두어야 한다.

술의 약리(藥理)란, 실은 이들 물질 하나하나가 몸에 들어왔을 때, 몸 안에 어떤 일이 일어나는가 하는 것을 밝혀야 한다. 그러나 여기서는 알코올의 약리가 얘기의 중심이 되기 때문에 다른 것에 대해서는 부수적인 얘기로 끝맺을 수밖에 없다.

II. 취함의 과학

1. 알코올의 흡수와 배설

위에서의 흡수

목을 통해 위에 도착한 술이 어떤 운명을 밟으며, 그 과정에서 우리가 어떤 영향을 받는지 살펴보자.

위에 들어온 술 중에서 알코올은 위 안쪽을 덮는 점막에서 일부 흡수된다. 그리고 위의 점막은 많은 세포로 형성되어 있다. 알코올은 하나하나의 세포 표면을 경계로 하는 막을 통해 세포 안으로 들어가며, 반대쪽에서 다시 세포 밖으로 나간다. 즉 알코올은 점막 세포를 통과하는 것이다. 그러면 다음에는 바로 옆에 와 있는 모세 혈관의 벽을 통해 혈관 안으로 들어간다. 그 안에는 혈액이 있고, 알코올은 혈액에 용해되어 거기서 체내로 분산된다.

이런 과정으로 알코올은 위에서 흡수된다. 흡수 속도는 처음에는 빠르다. 예를 들면 맥주 한 잔을 마시면, 30분 내에 그중 4분의 1의 알코올이 위에서 흡수된다. 그러나 곧바로 흡수 속도가 떨어진다. 술의 양에 따라서 다르지만, 대개의 경우 위에서 흡수되는 양은 위에 들어간 양의 30% 정도이다. 대부분은 흡수되지 않고 위에 남는다.

〈표 5〉 내장 각 부위에서 분비되는 소화액, 소화 효소와 흡수되는 영양소

내장 부위		효소의 소재	주요 소화 효소	흡수되는 영양소
구강		타액	아밀라아제	
위		위액	염산, 펩신 전구체, 리파아제	
간장		담즙	담즙염산	
췌장		췌액	중탄산이온, 아밀라아제, 트립신, 리파아제	
소 장	십이 지장	소장 점막	엔테로키나아제, 말타아 제, 사카라아제, 알칼리포 스포타아제, 아미노펩티다 아제, 콜레스테롤에스테르 가수 분해 효소 등	칼슘, 마그네슘, 철
	공장			지방, 포도당, 아미노산, 비타민 B_1, 비타민 A
	회장			포도당, 아미노산, 감마글 로불린(신생아), 담즙염산, 비타민 B_2
대장				나트륨, 칼륨, 물

음식물은 위에서 소장까지 완전히 운반되는 데 3~6시간이 걸리므로, 흡수되지 않고 남은 알코올은 음식물과 섞여 천천히 소장으로 옮겨진다. 전분과 당분은 바로 소장으로 옮겨지고, 지방은 오랫동안 위에 머무른다. 단백질은 그 중간 정도이다. 그리고 음식물 양이 많을수록, 농도가 짙을수록 위에 오래 머무르는 경향이 있다. 위가 비어 있는 경우는 알코올이 위를 그대로 통과하여 소장으로 옮겨진다. 2시간도 안 되어서 모두 흡수된다.

위의 음식물 소화는 식도에서 들어온 음식물 덩어리를 균질한 소화액으로 만드는 것이다. 또 물은 위에서 흡수되지 않는다. 당분 같은 영양소도 흡수되지 않는다.

소장에서의 흡수

일단 소장에 들어온 알코올은 매우 빠르게, 그리고 완전히 흡수된다. 소장은 사실 매우 긴 장기로 6~7m에 이른다.

알코올은 소장의 내부 공간을 향해 가는 동안에 100% 흡수된다. 이 때문에 소장 다음에 있는 대장은 흘러 들어온 알코올의 작용을 직접 받는 일이 거의 없다. 소장의 이런 흡수 능력은 알코올에 대해서만이 아니다. 사람의 소장에서는 매일 9ℓ라는 대량의 액체가 흡수되고 있다. 이 흡수 능력의 비밀은 소장의 관 안쪽에 젖꼭지처럼 무수하게 돋아나 있는 돌기와 주름이다. 사람의 소장을 단순히 원기둥으로만 생각한다면 그 내벽의 면적은 0.33㎡가 되지만, 실제로는 무수한 주름과 돌기가 있기 때문에 200㎡에 이른다. 이것이 흡수를 용이하게 해 준다. 그러나 소장은 단순히 흡수만이 아니고, 소화 작용을 주로 담당하고 있다. 소장에서의 소화는 거기에 흘러 들어온 췌액의 작용에 의한 관강(管腔) 내 소화와 소화 점막에 의한 막(膜)소화의 두 단계를 거쳐 알코올은 위장에서 원래의 형태로 완전히 흡수된다. 이것이 알코올의 흡수가 빠른 이유이다. 일반적인 음식물인 고기, 빵, 밥 등은 소화라는 오랜 단계를 필요로 한다.

흡수된 알코올은 흡수 장소가 위이든, 소장이든 혈관 속으로 들어간다. 전신에 있는 혈관은 모두 서로 연결되어 있고, 위와 소장에 분포되어 있는 혈관의 대부분은 위장과 약간 떨어진 위치에서 문맥(門脈)이라는 흐름이 되어 간장 속으로 들어간다. 그러나 이 경우에도 몇 개의 좁은 길이 있다. 횡격막(橫膈膜)의 복강(腹腔) 쪽에 있는 식도 가장 아래 분포하는 좌위 정맥(左胃靜脈)의 식도지(食道枝)와 연결되어 있는 반기정맥(半奇靜脈)의 식도지는 협도(脇道: 곁길, 옆길)로서 중요하며 본래의 길이 막혔을 경우, 이곳을 통해 대량의 혈액이 흐른다. 알코올에 의한 간장 장해의 최종 단계에서 이 협도가 비장한 드라마의 무대가 된다.

간장의 작용

간장은 큰 장기이다. 배의 윗부분 오른쪽에서 한가운데를 차지하고 있으며, 다시 왼쪽까지 뻗어 있다. 적갈색이며, 표면이 미끄럽고, 만지면 약간 딱딱한 느낌이 든다. 성인 남자는 1.0~1.5kg, 성인 여자는 0.9~1.3kg으로 체중의 50분의 1 정도의 무게가 나간다.

간장은 인체 내의 거대한 화학 공장이다. 혈액 속에 녹아서 간장에 들어오는 여러 물질은 화학 공장의 원료라고 할 수 있다. 심장에서 보내지는 혈액의 1/3~1/4이 간장으로 보내지므로 이 공장의 활동 상황은 보통이 아니다.

원료를 보내는 주요 파이프에 해당되는 것이 위장과 간장을 직결하고 있는 문맥이다. 간장으로 흘러 들어오는 혈액의 80%가 이 문맥을 통해 들어온다. 나머지 20%는 간동맥(肝動脈)이라는 송입 파이프를 통해 들어온다. 이들 파이프를 통해 복강 이외의 장기에서 생긴 노폐물이나 거기에 저장되고 있는 물질과 공장에서 연료로 태우는 데 필요한 산소를 간장으로 보낸다.

만들어진 제품은 다른 파이프를 통해 흘러 나간다. 간정맥이 그 송출 파이프에 해당되며, 제품은 알부민 등 간정맥 속의 혈액에 용해된 물질이다.

간장에서는 합성, 분해 등 여러 가지 화학 반응이 계속 진행되고 있다. 알부민과 글리코겐 등의 거대한 분자가 합성되는가

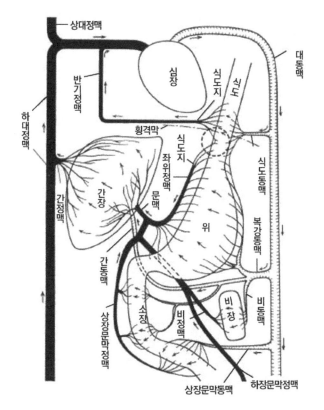

〈그림 3〉 간장을 중심으로 한 혈액의 흐름
간경변으로 문맥의 흐름이 나빠지면 점선으로 표시한 원 부분
에 있는 정맥이 부풀어서 식도 정맥류가 된다

하면 반대로 거대한 분자가 분해되거나, 단백질의 분해 산물인
아미노산에서 당이 만들어지는 요술 같은 일들이 이루어지고
있다. 독성 물질이 들어오면, 그 독성 분자에 황산이나 글루쿠
론산 등이 붙어서 독성이 나타나지 않도록 막아 버린다. 이렇
게 하여 해독시킨 상태로 송출 파이프로 내보내진다. 이것은
바로 신장으로 보내지며, 거기서 소변과 섞여 배설된다.

위장에서 흡수되어 문맥에 흘러 들어온 알코올도 그 대부분이 이 화학 공장에서 처리된다. 알코올은 아세트알데히드가 되고 이것은 다시 아세트산이 되어 일부는 간장 밖으로 송출된다. 아세트산의 대부분은 체내 여기저기의 세포에 도달하게 되며 거기서 탄산가스와 물로 즉시 변한다. 이를테면 하청 공장에서의 처리다. 아세트산의 분해는 본공장인 간장에서도 처리된다. 이렇게 되면 후에 탄산가스는 폐에서, 물은 신장에서 버려지게 된다. 이것이 알코올이 밟는 운명이다. 알코올이 아세트알데히드로 변하는 공정에는 두 가지가 있다. 제1공정은 간장에서 받아들인 알코올의 80%를 처리하고, 제2공정은 나머지 20%를 처리한다.

그러나 역시 이 큰 공장도 능력에 한계가 있어서 알코올을 한순간에 모두 처리할 수는 없다. 간장을 빠져나온 알코올은 체내를 빙빙 돌다가 간장으로 다시 돌아와 처리되기도 하고, 신장, 위, 소장의 첫 부분 등에서 역시 아세트알데히드가 아세트산으로 변하기도 한다. 어느 정도 시간이 지나면 체내에 흡수된 알코올의 98%까지가 이렇게 하여 없어진다. 나머지 2%는 알코올 그대로 호흡이나 소변으로 배설된다. 알코올을 대량으로 마시면, 신체의 처리 능력이 미치지 못하고, 오랫동안 취한 상태가 계속되며, 알코올 그대로 배설되는 양이 10%까지 되는 경우도 있다.

결국 이상과 같은 과정에는 일정 시간이 걸린다. 그러니까 그 사이에 알코올이 뇌에 작용하여 취하게도 하는 것이다. 본래 인간의 알코올 처리 능력은 순 알코올로서 1시간에 10㎖ 안팎이다. 그 이상은 갑자기 올라가지 않는다.

술에 대한 강약

술에 강한가 약한가는 누구에게나 흥미로운 문제다. 간장이 강하면 술에도 강한 것이 아닐까? 지금까지의 얘기만으로는 그렇게 생각할 수밖에 없다. 결론적으로 말하면, 이것은 사실이기는 하지만 모두 그런 것은 아니다.

아무리 많은 술을 마셔도 아무렇지도 않거나 취하지도 않고 토한다거나 하는 일도 없다. 정말 술에 강하다는 것은 바로 이런 타입이다. 내가 진찰한 환자 중의 1명은 20세부터 40년간 위스키를 매일 한 병 반에서 두 병을 마셔 왔다. 그러나 얼굴도 빨개지지 않고 새벽녘에 좀 취하는 정도라 한다. 이와 같은 사람은 단순히 간장의 알코올 처리 능력이 대단한 것만이 아니고, 뇌가 알코올에 대해 둔감한 것이 아닌가 하고 생각된다. 최근의 연구에 의하면 알코올은 뇌세포막의 성질을 변화시킨다고 하므로 취하게 하는 원인이 여기에 있는 듯하다. 그러므로 같은 농도의 알코올이 어느 정도 세포막에 변화를 일으키는가가 취하는 것에 결정적인 영향을 미치는 것 같다. 즉 술에 강하고, 약한 것에 대한 차이의 일부는 뇌 자체의 문제라고 할 수 있다. 이 점은 가까운 장래에 확실히 밝혀질 것이다.

소량의 술로는 아무렇지도 않지만, 다량의 술을 마시면 정말 취하게 된다. 이렇게 술에 강한 것은 간장이 강해서인 것으로 생각할 수 있다. 반대로, 소량의 술로도 취해 버리고 마는 것은 간장의 알코올 처리 능력이 적기 때문이라고 할 수 있다.

취하기 쉬운가 아닌가 하는 문제 외에, 토한다든지, 머리가 아파진다든지 하는 부수적인 증상이 나타나는 문제도 어느 정도 우리가 술에 대한 강약을 논할 때 포함시켜 생각하게 된다.

최근에는 머리가 아프고 구역질이 나는 것은 주로 알코올 처리 과정의 중간 산물인 아세트알데히드 때문이라고 한다. 아세트 알데히드를 처리하는 활동이 약하면 아세트알데히드는 간장을 넘쳐 나와 머리를 아프게 하거나 구역질의 원인으로 작용하게 된다. 이런 종류의 술에 대한 강약은 간장이라는 화학 공장의 강약에 의해 결정된다고 할 수 있다.

간장이 강하다거나 약하다는 다소 추상적인 말을 여러 번 사용하였으나, 여기서 그 내용을 좀 더 구체적으로 살펴볼 필요가 있다. 간장은 어디를 끊어 보아도 같은 형태를 하고 있다. 즉 거의 균일하게 형성되어 있다. 그러므로 간장이 클수록 간장 전체의 알코올 처리 능력이 크다. 몸이 클수록 큰 간장을 갖게 되는 것이 보통이므로, 몸이 큰 사람의 알코올 처리 능력도 일반적으로 크다. 그러나 몸이 큰 사람은 모든 것이 커서 위장의 알코올 흡수력도 보통 사람보다 강할지 모른다. 즉 알코올이 한꺼번에 간장으로 밀려오므로 큰 공장도 그 많은 것을 쉽게 처리하기 힘들 수도 있다. 그렇게 생각하면 몸이 크다고 해서 술에 강하다고 할 수는 없다. 이는 실제로 조사해 볼 가치가 있는 문제다.

간장의 크기 외에 질도 중요하다. 알코올은 여러 단계를 거쳐 처리되며, 전술한 바와 같이 1단계에는 주로 2가지 공정이 있다. 각 공정에는 각각 다른 종류의 효소가 있어서 효소 작용의 강약이 각 단계의 처리 능률을 좌우하고 있다. 효소 작용을 돕는 보조 효소의 역할도 있고, 그날의 공장 컨디션이 어떤가에 따라 작용이 강한 날도 있고 약한 날도 있다. 간장의 질은 이러한 내용으로 되어 있다.

알코올 처리의 2종 공정의 효소는 일이 바빠지면 여러 수단으로 보강한다. 즉 상황에 따라 처리 능력이 크게 변한다. 한편 알코올 처리의 주역인 1종 공정의 처리 능력은 타고나며 개인에 따라 다르다. 또 아세트알데히드 처리에 작용하는 효소도 마찬가지이다. 그러므로 음주가 습관화되면 술에 강해진다고 해도, 간장 전체의 처리 능력이 3배 또는 4배가 되는 일은 없다. 2배 정도가 한계라고 한다.

이상은 건강한 간장일 경우의 얘기고, 일단 어떤 병으로 간장이 손상되면 그 손상 정도에 따라 알코올과 그 분해 산물의 처리 능력은 떨어진다. 당연히 술에도 약해진다. 따라서 요즘 들어 술에 취하게 된다고 느껴지는 사람은 간 기능 검사를 해야 할 필요가 있다.

2. 알코올의 혈중 농도

위의 크기와 알코올 농도

일정량의 물에 각설탕 2개를 넣어 녹이면 설탕의 농도는 1개일 때의 2배가 된다. 알코올의 경우도 마찬가지여서 2배의 양을 가하면 2배로 짙어진다. 체내에 있는 혈액의 양과 알코올이 퍼져 갈 수 있는 액체 공간의 크기는 정해져 있기 때문에, 일정 시간에 위에서 소장으로 흘러 들어가는 알코올의 유입 속도가 높을수록 혈중 알코올 농도는 높아진다. 일단 소장으로 들어가면 알코올의 흡수 속도는 매우 빨라져 무한대에 가깝게 된다. 알코올의 처리 능력은 일정하므로 알코올을 많이 마시면

〈표 6〉 혈중 알코올 농도에 미치는 음료 중의 알코올 농도와 위의 음식물 존재 또는 부재 시의 영향: 수치는 44g의 알코올을 함유한 음료를 마신 후, 혈중 알코올 농도가 어디까지 상승하였는가를 나타낸 것이다. 위 속의 음식물은 알코올이 소장으로 이동하고 흡수되는 속도를 지연시킨다

음주 상황 술 종류	공복일 때	식후
위스키 또는 마티니	67~92mg%	30~53mg%
맥주	41~49mg%	23~29mg%

당연히 무리가 간다.

혈중 알코올 농도는 밀리그램퍼센트(mg%) 단위를 사용한다. 즉 혈액 100㎖ 중에 무게 10mg의 알코올이 함유되어 있다면 알코올 농도는 10mg%라고 한다. 지금부터의 얘기는 알코올 농도가 수백 mg%까지 범위의 이야기다. 그 이상의 농도에서 인간은 살 수 없다.

위에서의 알코올 농도가 5mg% 정도라면 알코올 때문에 위 점막이 상하는 일은 없다. 오히려 위 점막을 보호하는 작용이 있다는 설도 있다. 그러나 10~15mg% 정도의 농도가 되면 위 점막은 상하고 위산이 상처 부위로 흘러 들어가 상처를 악화시킨다. 고농도 알코올은 위의 출구를 경련시므로 위에서 장으로 이동하는 속도를 감소시킨다. 이렇게 해서 위 점막은 장시간 높은 농도의 알코올에 접촉하게 되어 상처를 받게 된다.

〈표 6〉을 보자. 위 속에 음식물이 있나 없나에 따라서 같은 양의 술을 마셔도 알코올의 혈중 농도가 달라진다. 대체로 2배 정도의 차이가 난다.

또한 이 표에서 간과할 수 없는 것이 있다. 알코올 농도가

높은 위스키 같은 술이 알코올 농도가 낮은 맥주보다 혈중 농도가 더 높다는 점이다. 알코올로서 같은 양을 같은 조건에서 마셔도 그렇다. 생각해 보면 그것은 당연한 일로 알코올 농도가 높으면 소장으로 흘러 들어가는 유입 속도와 소장에서 흡수되는 속도도 빨라지기 때문이다.

〈표 6〉의 실험 결과는 위스키는 130㎖ 정도, 맥주는 1,300㎖ 정도 마신 것이다. 모두 알코올분으로서는 44g이 된다. 그런데도 혈중 알코올 농도는 위스키가 1.5배 또는 그 이상 높아진다. 즉 공복일 때 마시는 도수가 낮은 술은 음식을 먹은 후에 마신 도수가 높은 술과 비슷한 결과를 나타내었다. 몸이 작은 일본인이라면 35g 정도의 알코올로 〈표 6〉의 결과에 이를 것이다.

알코올의 확산

위장에서 흡수된 물질은 대개 문맥의 혈액 속에 녹아들어 간장으로 보내진다. 알코올도 예외는 아니다. 보내진 알코올은 바로 간장에서 처리되기 시작하는데 처리 능력에는 한계가 있어서 일부는 그대로 통과시켜 버린다.

간장을 통과한 알코올은 혈액에 섞여 몸 안을 돌며 혈관 밖으로 점점 빠져나간다. 사람의 몸 안에서 물이 가장 중요하다는 것은 이미 모두가 아는 사실이다. 이 물에는 여러 가지 중요한 성분이 녹아 있다. 체중 60㎏인 사람의 몸에서 물의 양은 약 36ℓ라 한다. 이는 체중의 60%에 해당된다. 혈액은 4.6ℓ 정도이므로, 그 밖에 보이지 않는 곳에도 물이 많이 존재한다.

흡수된 알코올은 몸 안의 물(체액)에 급속히 확산된다. 물 가운데 5분의 3(22ℓ)은 하나하나의 막으로 싸인 무수한 세포 내에 있으며, 혈관 속에 있는 혈액과는 혈관 벽과 세포막으로 이중 차단되어 있다. 알코올은 그런 혈관과 세포막을 문제 삼지 않고, 순식간에 퍼져 나간다. 특히 뇌는 혈액의 흐름이 격렬하므로 파도같이 밀려드는 알코올은 거침없이 뇌에 스며든다.

다른 성분도 모두 이 같은 결과를 나타내는 것은 아니다. 서로 비슷한 성분도 뇌혈관 밖으로 나가기 쉬울 수도, 어려울 수도 있으며 세포 속으로 들어가기에 쉽고, 어려운 차이가 엄연히 있다.

예를 들면, 파킨슨병의 치료제인 레보도파(levodopa)는 뇌혈관 밖으로 나가기 쉬우나, 레보도파가 변해서 생기는 도파민(dopamine)은 그렇지 않다. 또, 칼륨 이온은 세포 속으로 들어가기 쉬우나 나트륨 이온은 어렵다. 이런 차이가 나는 것은 세포가 단순히 막으로 싸인 공간이 아니고 살아 있기 때문이다. 살아 있기 때문에 유리하고 필요한 것만을 고른다고 할 수 있다.

그런데 알코올은 그렇지 않다. 쉽사리 혈관 밖으로 나갈 수 있고 세포에 거부당하지 않고 거침없이 속으로 들어갈 수도 있다. 그 결과 혈관 속이나 밖, 세포 속이나 밖의 알코올 농도는 별로 차이가 없다. 체액의 양은 정해져 있기 때문에 일정량의 알코올이 들어가면 체액 속의 알코올 농도는 높아지고, 혈액 속의 농도도 높아진다. 2배의 속도로 들어가면 2배까지 되지는 않지만, 거의 2배 가까이 농도가 높아진다. 처리 속도가 일정하기 때문이다.

알코올이 위장에서 이미 흡수되지 않게 되면, 힘차게 올라가던 혈중 농도와 체액 중의 농도는 내려가기 시작한다. 내려가는 속도는 거의 일정하여, 체중 60kg인 사람 20명을 평균하여 혈중 농도가 1분간에 0.245mg%씩 내려갔다는 통계도 있다. 1시간이 지나면 1.47mg% 내려가게 된다. 이때 하강 속도의 개인차는, 10명 중 6~7명이 0.23~0.26mg% 사이에 있으므로 별로 크지 않다.

취함과 혈중 농도

음주 운전자를 가려내기 위해서 교통경찰이 음주 측정기에 숨을 내쉬라고 한다. 내쉬는 공기 속에 알코올이 섞여 있는지 알아내기 위해서다. 그러나 이 방법으로는 혈액 속의 알코올 농도가 어느 정도인지 정확하게 알기 힘들다. 혈액 속의 농도는 호흡으로 뱉어지는 숨의 약 20배 정도라고 한다.

취함을 논하는 데는 뇌 속의 알코올 농도가 문제가 된다. 뇌의 알코올 농도는 혈액 속의 알코올 농도와 큰 차이가 없고, 혈중 농도가 올라가면 뇌 속의 농도도 그에 가깝게 급속히 올라간다. 체중 10kg 정도의 개에게 1홉의 청주(알코올 30g)를 마시게 하였다고 하자. 3시간 후의 혈중 농도를 1이라고 하면 뇌 속의 농도는 0.8이었다고 한다.

이상의 결과에 따르면 취하는 문제를 논하는 데는 알코올의 혈중 농도를 기준으로 하는 것이 편리하고 합리적이다. 혈중 농도가 어느 정도일 때, 얼마만큼 취하게 되는가 하는 문제를 다음 장에서 살펴보기로 하자. 그러나 그 전에 뇌에 대한 알코올 작용의 본질을 먼저 살펴보자.

3. 약물로서의 알코올

알코올은 약이다

여기서는 알코올을 하나의 약물, 독물로 보고, 알코올과 인간의 몸, 정신과의 관계를 살펴본다.

미국에서는 최근까지도 알코올을 약물, 독물로 보려 하지 않는 경향이 남아 있다. 알코올은 약물이 아니고 인생에 즐거움을 가져다주는 신이 주신 특별한 선물이라는 생각이 강했다. 그래서 알코올을 약물로 간주하여 그 해를 설명하는 지식인들을 곤혹스럽게 한 일도 있다.

알코올은 과연 독인가, 아니면 약인가? 그 문제야말로 내가 이 책을 통해 밝히고 싶은 점이다. "술은 백약(百藥)의 우두머리"라는 말만으로는 술을 약의 하나로서 보는지, 약으로 생각하지 않는지가 분명치 않다.

대체로 약에는 정해진 용량이 있다. 약은 일정한 양으로 인간의 몸과 정신에 일정 효과를 나타낸다. 그 효과로 사람의 건강을 지키고, 병들어 있는 이상 상태로부터 건강한 상태로 되돌릴 수 있다면 약이라 부를 수 있다. 그러나 약이 건강을 해치는 방향으로 작용한다면, 그 약은 독이 된다. 소량으로서는 약이 되는 것도 다량일 경우에는 독이 되는 경우가 있다. 술이 바로 그런 존재이다.

양날의 칼

알코올이 완전한 독약이라고 하는 논의도 있으나, 그렇게 생각되지는 않는다. 대개의 약이 그런 것처럼, 알코올도 양날의 칼과 같다. 사용하는 방법에 따라 약도 되고 독약도 되는 것이다.

몸에 어떤 효과를 가져온다는 의미에서는 알코올은 분명히 하나의 약이지만, 이상 상태를 건강 상태로 되돌리는 데에 이용하기보다는 건강인이 자진해서 어떤 효과를 바라고 사용하는 경우가 많다는 의미에서는 이른바 치료제는 아니다.

약은 1회 투여하는 경우와 1회 투여한 작용의 효과가 완전히 사라지기 전에 두 번, 세 번씩 반복 투여하는 경우로 구별된다. 반복 투여의 작용은 1회 투여의 작용이 오래 계속될 뿐이라는 생각은 맞지 않는다. 1회 투여의 경우에는 예상하지 못했던 일이 일어날 수 있다. 그러므로 약의 효과가 급히 나타나는 급성 작용과 몇 번이고 사용한 후에 천천히 나타나는 만성 작용을 구별하는 데 의미가 있게 된다.

약이 몸에서 배설되는 데는 시간이 걸린다. 약이 완전히 배설되지 않은 상태에서 다시 약이 들어오면 약이 쌓이게 된다. 또는 그 작용이 제로가 되기 전에 다음 작용이 가해져서 축적된다. 이 과정에서 약이 축적되고, 작용이 축적되기 쉬운 신체 부위와 그렇지 않은 부위가 나누어지게 된다. 거기에서 급성 작용과 만성 작용의 질이 다르게 나타나는 원인이 나타난다.

그 작용이 독작용이면 급성 중독, 만성 중독이라는 용어가 사용된다. 알코올의 만성 작용은 거의 해로움뿐이나, 급성 작용에는 해로움과 이로움 양쪽이 있다. 먼저 이로움에 대한 면을 살펴보자.

알코올은 각성제인가

어머니가 돌아가신 소식을 들은 부인이 실신을 한다. 그러자

옆 사람들이 당황하며 그녀를 소파에 눕히고 적포도주를 마시게 한다. 그제야 부인은 서서히 정신을 차린다. 또는, 추운 날 비바람으로 거의 실신 지경까지 이른 등산객에게 산장 주인이 브랜디 한 잔을 먹인다. 그제야 그 등산객은 숨을 제대로 내쉬게 된다.

이런 장면은 외국 영화나 소설에 자주 등장한다. 유럽에서 알코올은 예로부터 각성제로서 사용된 것 같다. 술은 반쯤 실신한 사람에게 활기를 주고 의식을 돌리는 마력을 지닌 생명수라고 인식되어 온 것이다. 옛날 아랍의 연금술사가 포도주에서 증류한 알코올을 처음에는 술로서 마신 것이 아니라, 불가사의한 힘이 있는 물로서 마셨다. 사실 알코올에는 그런 효과가 있다. 그러나 일본에서는 이같이 반쯤 실신한 사람에게 술을 먹여 깨우는 관습은 없었다.

그러면 알코올이 정말로 뇌의 작용을 촉진하는 각성제로서의 효력이 있을까? 현재의 약리학에 의하면 대답은 No다. 알코올에는 뇌를 흔들어 깨우는 힘은 없다. 오히려 뇌를 잠재운다. 이렇다는 것을 알면 뜻밖으로 생각하는 사람도 있을 것이다. 실제는 술을 마시고 거나하게 취하게 되면 호기가 생겨 소란을 피우기도 하지 않는가. 그러나 알코올은 뇌에 직접 작용하여 뇌를 잠재우는 것이라고 되풀이하여 대답할 수밖에 없다.

알코올에 의한 막혼란

뇌가 간장, 신장, 폐장, 췌장, 비장(이를 오장이라 함) 등의 장기와 다른 점은 밖에서 보내온 신호를 받아들이는 한편, 특정 장소에 신호를 신속 정확하게 보내는 세포가 서로 연결되어 존재하고 있다는 것이다. 그리고 뇌세포의 이 능력은 세포와 세포가 매우 미소한 구역에서만 서로 접촉하고 있는 결합 방식과, 뇌세포막(흥분막)이 신호를 매우 빨리 전달하는 성질을 갖고 있다는 사실에 기인한다. 오장의 세포에는 이 같은 결합 방식과 성질이 없다.

흥분막이 흥분막으로서 활발히 작용하기 위해서는 나트륨이 막 안에서 밖으로 항상 빠져나가고, 칼륨이 막 밖에서 안으로 항상 들어가야 한다. 들어가고 나가는 작용에 의해 중요한 일이 생길 때 뇌세포가 즉시 신호를 특정 장소로 신속히 보내기 위한 준비가 진행된다.

알코올은 탈수 작용을 갖고 있으며, 이 성질은 알코올 분자를 구성하는 원자의 수와 종류, 배열 방법에 따른다. 그리고 이는 알코올의 세포에 대한 작용 중에서 가장 기본적인 작용이다.

세포막은 지질과 단백질로 구성되어 있다. 지질은 막구조를 보호, 유지하며, 단백질은 막기능을 주로 담당하고 있다. 최근의 연구에 의하면 알코올은 막지질의 물리적 성질을 변화시켜 단백질의 활동에 변화를 일으킨다고 알려져 있다. 이를 '알코올에 의한 막혼란(disordering of membrane)'이라 한다.

막은 세포의 안과 밖을 구별하는 것뿐 아니라, 밖에서 들어오는 약과 호르몬, 신경 세포에 접하고 있는 신경 섬유(神經纖維)를 통해 온 신호를 전달하기 위해 말단에서 방출된 신호 전달 물질(신경 전달 물질)을 받아들이는 장소이기도 하다. 또 아미노산이나 나트륨, 칼륨 이온 등의 막통과를 지배하고 있다. 따라서 막혼란은 세포 기능의 혼란을 의미한다. 최근에는 뇌에 대한 알코올의 마취 효과를 이 막혼란으로 설명하려는 것이 가

설로 나와 있다.

뇌를 잠재운다

알코올은 흥분막을 통해 일어나는 나트륨과 칼륨의 출입을 억제한다. 막 근처의 알코올 농도가 높으면 억제가 강해지고, 낮으면 그 흥분성은 비교적 빠르게 회복된다. 이런 알코올의 작용은 어느 뇌세포에 대해서도 동일하게 발휘된다. 다소의 속도 차이는 있으나, 언젠가는 모든 뇌세포가 억제의 늪에 깊이 빠져들게 된다. 유명한 발레 '잠자는 숲속의 공주' 중에서 마녀가 춤을 추며 돌아다니면 생물들이 쓰러져 자는 장면이 있다. 여기서 그것을 연상하면 이해가 빠를 것이다. 여기서는 알코올이 춤을 추는 것이다.

의학적으로 중추 신경계에 대한 알코올 작용을 '비선택적 억제'라 하는 것은 이상과 같은 내용을 짐짓 어렵게 표현한 것에 지나지 않는다. 알코올은 수술할 때 사용하는 전신 마취제와 작용이 비슷하다. 전신 마취제도 생명 활동이 멈출 정도의 효과는 없지만, 의식을 없애서 통증을 느끼지 않게 하는 정도로 뇌의 활동을 부분적으로 억제해 준다. 다만 수술 마취제로서 알코올은 효율이 좋지는 않다. 마취에 이르는 시간이 길기 때문이다.

이 같은 결과로 볼 때, 술을 각성제로서 사용한 유럽의 습관은 전혀 근거도 없는 암흑시대의 미신에 불과했던가? 그렇지 않다고 생각하는 독자가 많을 것이다. 나도 그렇다고는 생각하지 않는다. 그에 대해서는 다음에 설명한다.

뇌와 위에 대한 자극

진한 알코올은 독특한 맛을 갖고 있다. 혀와 입에는 맛을 느끼는 부분이 따로 있다. 맛을 느끼는 감각은 꽃봉오리 같은 형태로 점막 아래에 감춰져 있다. 이를 미뢰(味蕾)라 한다. 미뢰는 알코올 분자가 오면 뇌에 신호를 보낸다. 그 신호를 받고 뇌는 즉시 반응한다. 그에 따라 침도 분비된다.

다음은 알코올이 위로 들어간다. 알코올 분자는 위 출구 가까이 유문부(幽門部)의 점막에 있는 유문선의 분비액이 통과하는 '凹' 모양의 통로에 들어가 안쪽에 있는 G세포에 달라붙는다. 그러면 G세포는 '凹' 모양의 바깥쪽을 향해 가스트린(gastrin: 호르몬의 일종)을 분비한다.

이 호르몬이 혈액 속에 들어가 위의 입구부터 3분의 2 안쪽 위치에 있는 위저선(胃底線)의 세포 벽을 자극하여 위산(염산)을 분비시킨다. 위산은 단백질 소화의 첫 단계를 담당한다.

알코올을 입에 넣으면 일어나는 이들 일련의 변화가 실신한 상태의 사람을 정신 차리게 만드는 것 같다. 이는 알코올이 흡수되어서 뇌를 잠재우기 직전에 일어나는 작용이다.

잭슨의 연구

영국의 신경 전문의이며 생물학자인 H. 잭슨(1835~1911)은 뇌에 대한 알코올의 작용이 비교적 빨리 미치는 부분과 느리게 미치는 부분이 구별된다고 하였다. 뿐만 아니라 알코올 작용을 받아 빨리 마비되는 것은 미묘한 반응이라든가, 수의(隨意) 운동, 인식, 기억, 사고, 판단 능력 등의 소위 고등 기능이고, 느리게 마비되는 것은 내장 활동의 조절 등 하등의 원시적인 기

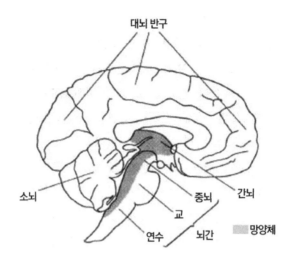

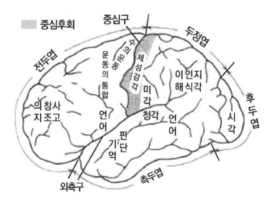

〈그림 4〉 인간의 뇌와 대뇌 피질의 분업 체제
(위: 왼쪽 대뇌 반구의 안쪽 면, 아래: 왼쪽 대뇌 반구의 바깥 면)

능이라고 하였다. 이 점이 매우 중요하며 그의 통찰력이 예리
하다는 증거가 된다.

잭슨의 사고는 지금도 올바른 것으로 받아들여지고 있다. 그

후 상세한 연구에 의해 뇌의 고등 기능이 빨리 마비되는 것은 대뇌 피질에 대한 알코올의 직접 작용 때문이라기보다는, 대뇌 피질 활동을 조절하고 있는 뇌의 가장 중요한 부분의 활동이 알코올에 의해 가장 쉽고 빠르게 억제되기 때문이라는 것이 밝혀졌다. 이 부분을 뇌간 망양체(腦幹網樣體)라 하며, 여기에서 부활계(賦活系)가 발동된다.

　뇌간은 뇌 한가운데를 앞의 위쪽에서 뒤의 아래쪽으로 연결하고 있는 막대기와 같은 것이다. 나무의 줄기(幹) 같다고 해서 그렇게 부른다. 뇌간 아래는 척수(脊髓)로 연결되고, 위는 간뇌(間腦)로 이어진다. 간뇌를 뇌간에 포함시키기도 한다. 뇌간 속에 돌기를 갖는 다수의 신경 세포가 그물눈과 같이 서로 얽혀 있는 부분을 망양체(網樣體)라 한다.

신피질에 대한 작용

　1960년에 발표된 일본 고기 가즈타카(小木和孝) 씨의 연구 결과에 의하면 대뇌의 신피질이 잠들어 버린 시기에 낡은 변연피질(邊綠皮質)은 아직 활동하고 있다고 한다. 신피질은 뇌간 망양체에서 발생하는 부활계에 의해 활력을 받고 있다. 부활계의 작용이 알코올에 의해 둔해짐에 따라 신피질도 작용하지 못하게 된다. 변연피질도 부활계에 의해 활력을 받고 있다는 것은 마찬가지지만, 여기서는 시상하부(視床下部)에 나타나고 있다는 점이 다르다.

　본능, 욕망과 관계가 깊은 변연피질이 잠들지 않고 있는데, 이를 조절하는 신피질이 먼저 잠들어 버린다는 사실은 우리의 술 취한 경험에 비추어 볼 때 신피질이 수행하는 비판적 정신,

반성하는 마음, 그에 의한 억제심이라는 것에서 해방된 본능이 주정이라는 형태로 나타나 쾌재를 부르고 있는 것이다. 갖고 싶은 것을 갖고 싶다고 외치고, 그것을 얻으면 기쁘다고 외치는 일은 변연피질이 최대로 활동하고 있다는 표현이다.

알코올 자체는 뇌 일부의 작용을 억제하는 데 지나지 않지만, 원래 그 부분에 의해 억제되어 있던 별도의 부분이 억제에서 벗어나서 평소 이상의 작용을 보이게 되는 것이다. 이는 외견상의 흥분(마취학에서는 발양상태(發揚狀態)라 한다)일 뿐이며, 알코올 자체에 흥분 작용이 있는 것은 아니다. 그 증거로 이 흥분은 어디까지나 일시적인 것으로, 알코올 작용이 좀 더 진행되면 모든 것은 마비 쪽으로 진행된다.

4. 취함의 참모습

취하는 범위

이상과 같은 알코올의 약리에 따라 취함에 대해 생각해 보자. 먼저 마취라는 말이 있다. 마취 상태란, 칼로 배를 가르고 수술을 해도 통증을 느끼지 않는 상태에 도달해 있는 것을 말한다.

한편, 도취라는 말이 있다. 이를테면 아름다움에 대한 도취, 전체주의에 대한 도취 등을 말한다. 취(醉)라는 말은 반드시 술에 대한 것만이 아니고 비유적으로도 사용되고 있다. 그러나 여기서 논하는 것은 알코올에 의한 취함이다.

알코올을 포함하여 전신 마취제가 가져오는 상태는 만취, 마

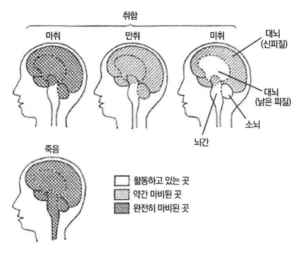

〈그림 5〉 취한 상태의 뇌 활동

취, 죽음의 3단계로 나눌 수 있다. 취함이란, 만취(명정)에서 마취까지를 의미한다. 죽음에 이르면, 그것은 이미 취한 것을 초월한 것이다.

만취(명정)와 마취

가볍게 취한 미취 상태에서는 활기가 솟고, 기분이 좋아지고 유쾌해진다. 종일 걱정스런 일, 우울한 일 등도 잊어버리고, 호기가 나고, 모두 좋다는 긍정적 기분이 되고, 아무에게나 말을 걸고 싶어진다. 그러나 좀 더 진행되면, 말이 거칠어지고 잘 연결이 안 된다. 아무하고나 어깨를 부딪치고, 걸음이 불안하고, 심할 때는 쓰러진다. 평소에 마음속에 뭉쳐 있던 일이 입으로 튀어나와 상사를 비방하거나, 바보 같은 말을 하거나, 똑같은 얘기를 끊임없이 반복한다. 걸음이 불안하지만, 신통하게도 어쨌든 더듬거려 집에는 찾아가나, 현관에서 주저앉아 중얼거리다 잠이 들어 버린다.

취한 사람의 뇌 활동은 어떤지 〈그림 5〉를 보자. 가볍게 취한 상태에서는 대뇌 신피질의 기능이 저하되며, 만취 상태에서는 대뇌의 낡은 피질(변연 피질)과 소뇌까지도 활동이 정지된다고 생각된다.

마취 상태에서는 못으로 찔러도 메스로 살을 갈라도 통증을 느끼지 못한다. 즉 감각이 마비되어 버리고 만다. 전신 마취제에 의한 마취 상태에서는 손도 발도 움직이지 못한다. 그러나 심장은 움직인다. 호흡도 약간 약해지기는 하나 계속된다. 즉 내장의 움직임이 완전히 멈추지는 않는다.

마취 상태에서는 뇌간에 있는 호흡과 심장의 활동을 지휘하는 중추를 남기고 다른 부분은 거의 모두 마비된다. 아픔을 느끼거나, 얘기를 듣고 그 의미를 이해하는 작용과 자기 의지로 손가락을 움직이거나 얘기를 하는 기능은 대뇌에도 있다. 이 대뇌의 기능은 완전히 마비된다. 소뇌도 마비되어 있기 때문에 근육은 흐늘흐늘하게(긴장 저하) 되어 손과 발에 힘이 없어진다. 설사 일으키거나 앉혀 놓아도 흐늘흐늘 무너져 주저앉거나 쓰러진다. 만취는 이에 가까운, 죽음에 가까워진 매우 위험한 상태이다.

결국 취함이란 대뇌와 소뇌가 마비되고, 뇌간은 그다지 강하게 마비되어 있지 않은 상태이다. 대뇌와 소뇌의 마비 정도와 범위에 따라, 취함은 여러 단계로 구별할 수 있다. 취함 초기에는 오래된 대뇌 피질에서 탈억제(해방) 현상이 나타난다. 또 한 가지, 취함에 따른 마비는 어디까지나 일시적이어야 한다는 것이다. 취기가 사라지면 마비되어 있던 곳은 다시 원래대로 활동해야 한다. 만약 마비가 그대로 계속된다면, 그것은 이미 취한 것이 아니다. 마취가 지속되는 상태는 식물 상태로 볼 수 있다.

만취(명정)의 효용

술을 목에 넘기는 간단한 동작에 의해 우리는 뇌의 작용을 일시적으로 반강제 정지시킬 수 있다. 그러나 이 사이에 시간은 흘러간다. 그러므로 원래로 돌아왔을 때 시간의 흐름 중 하나의 공백, 또는 영원한 암흑 부분이 남게 된다.

취함은 뇌에 휴식을 주고 있는 듯이 보인다. 하지만 살아가는 데 따르는 여러 가지 번거로운 문제와 곤란한 사태를 극복해 나가는 기력과 체력이 회복된다면 휴식이라 할 수 있으나, 술에 의한 취함에서는 그런 전면적인 활력의 회복을 기대할 수 없다. 그런 의미에서는 휴식이라기보다는 일시적인 죽음이며, 현실로부터의 도피라고 할 수도 있다.

가벼운 취함이 가져온 해방이 억압되어 있던 뇌를 크게 움직여서 해방의 체험을 일깨우고, 용기를 북돋워 주는 경우가 있는지도 모른다. 즉 피로 회복의 의미에서이다. 한 사람의 해방 상태에서의 인격이 주위 사람들에게 억제 상태와 다른 인상을 주어 친근감을 불러일으킨다면 어떤 일체감이 생겨날 수도 있다. 이는 사교상의 효용이다. 그러나 불안한 오리걸음으로 걷는 자신, 누군가와 어깨를 부딪치며 걷고 있는 자신, 일종의 약리학적인 실험 속에 팽개쳐진 자신을 객관적으로 바라보고, 자신의 문제점을 발견하는 일은 사회생활에 여유를 가져다줄 수 있다.

자고로 술이 수많은 사람들에게 애용되어 온 것은 부정할 수
없는 사실이다. 다른 전신 마취제에 비하면 마취에 이르기 전
까지의 취함이 길다는 점이 알코올의 특징이다. 이 특징은 마
취의 목적에는 불리하나 취함을 목적으로 하는 경우에는 유리
하며, 언뜻 보아도 다른 상태에서는 볼 수 없는 해방 상태의
효용을 충분히 발휘시켜 온 것도 사실이다. 또한 알코올이 존
중되어 온 이유는 맛이 좋고 구하기 쉽기 때문이기도 하다. 그
러나 알코올 자체가 인체에 나타내는 약리학적인 특성이 가끔
해방을 즐기게 하는 데 적합한 면도 있다고 생각한다.

III. 급성 음주의 해로움

1. 술에 의한 심신의 변화

과음의 해

술의 성분 중에서 신체 활동에 가장 강한 변화를 주는 것은 알코올이다. 화학 물질이라는 의미에서 알코올은 틀림없는 하나의 약물이다.

설탕이라든가 녹말, 단백질, 지방 등도 화학 물질인 것은 틀림없으나, 몸속에 들어간 후 피나 살 또는 에너지원이 된다. 그 결과로 신체의 활동을 활발하게 한다. 이들 물질들이 너무 많으면, 오랫동안에 걸쳐 동맥 경화를 일으킨다든지 하여 생명에 마이너스로 작용하는 일도 있다. 이와 같이 이들 영양 성분도 신체 활동에 변화를 주지 않는 것은 아니다. 그러나 영양소는 보통의 섭취량으로는 신체의 활동에 강한 질적 변화를 일으키지는 않는다. 반면 알코올이나 그 밖에 약이라 이름 붙은 것은 신체의 활동을 질적으로 변화시킨다. 어떤 의미에서는 교란시킨다. 그것이 약과 영양소의 차이다.

앞에서 말한 바와 같이 알코올은 약도 되고 해도 된다는 점을 염두에 두면, 알코올이 약인 한 거기에는 반드시 유해한 측면이 있고, 그 양이 늘어나면 해뿐만 아니라 최종적으로는 생명을 위협하는 단계까지 진행하게 된다는 점을 인식하게 될 것이다. 이런 과정은 과학적인 법칙에 따라 진행되는 극히 냉엄한 사실이다. 술의 즐거운 도취의 그늘에는 반드시 그런 위험이 존재하는 것이다. 냉엄하고 어두운 그늘에 빛을 밝혀 백일하에 드러내 보이려는 것이 이 책의 목적이다.

감각 기능, 자제심 저하

여기서는 다시 만취와 더불어 일어나는 심신의 변화를 해의 관점에서 자세히 살펴보자. 공복에 맥주 한 잔을 단숨에 시원하게 마셨다고 하자. 잠시 후 몸이 가볍게 달아오른다. 다시 한 잔, 두 잔 마시면 혈액 중의 알코올 농도는 40~50mg% 정도가 된다. 맥주 큰 병 하나는 3컵이 나온다. 웬일인지 활기가 생겨 기운이 솟고 아무하고나 상관없이 말을 걸어 담소하고 싶은 기분이 든다는 것은 앞에서도 언급하였다.

그런데 조심해야 할 것은 이때의 신경 기능은 격앙되어 있지 않다는 점이다. 미각, 후각은 둔해지고, 드디어 시각도 저하되고, 통증을 느끼는 감도도 둔해진다. 즉 감각 기능이 저하된다. 감각이 둔해지면 어떤 돌발적인 사태에 대한 반응도 둔해진다. 음주 운전자가 위험시되는 첫 번째 이유가 여기에 있다(표 7). 한국 및 일본 도로 교통법에도 혈중 알코올 농도 50mg%(0.05%)를 음주 운전 금지의 기준으로 하고 있다.

음주에 의한 활기는 자제심의 결여를 수반하여 변칙적인 행동과 보통 때라면 하지 않을 말도 하고, 하지 않을 행동도 하기 시작한다. 아무하고나 어깨를 부딪치고서 성을 내며 큰소리로 상대를 욕하고, 노래를 부르고, 이윽고는 일어나 춤을 춘다.

〈표 7〉 혈중 농도와 취한 정도

혈중 알코올 농도(mg%)	취한 상태
20~50	전신의 열감, 미각, 후각의 저하
51~100	가벼운 정도의 다행감* 출현, 시간이 빠르게 지나가는 느낌, 말이 많고 목소리가 커짐, 호흡 촉진, 맥박 증가, 시각의 저하, 통증 감각의 상승, 일어설 때 몸의 동요
101~200	보행 장해, 기억 장해, 화내고, 소리 내고, 우는 등 감정의 불안정
201~300	메스꺼움, 구토, 심한 운동 실조
301~400	마취 상태와 같은 혼미 상태
401 이상	호흡 마비가 일어남

난폭하기 그지없는 사람도 있다. 웃는 사람도 있고, 우는 사람도 있다. 바보짓을 하고, 누군가를 붙잡고 끝없이 똑같은 소리를 늘어놓는 사람도 있다. 술 마신 탓으로 돌려질 수도 있으나, 지나치면 술버릇이 나쁘다고 비난받는다.

갈지자 걸음

혈중 알코올 농도가 100mg% 정도 되었다고 하자. 이것은 공복에 위스키를 칵테일로 만들어 4잔(위스키로 120㎖, 알코올로 52㎖)을 연거푸 마신 경우에 해당하는 농도이다. 혈중 농도가 100mg%를 넘으면 발걸음이 흔들리고 감정이 불안해져 화내거나 소리 지르고, 울거나 같은 소리를 반복하고, 어깨를 늘어뜨린 상태가 된다. 쥐는 힘, 등 근육 힘, 높이뛰기, 단거리 경주,

---

*편집자 주: 강한 행복감과 고양, 흥분된 느낌. 알코올을 비롯한 약물에 의해 발생하기도 함

자전거 경주 등에서는 대체로 힘과 속력에 변화가 없다. 자전거 경주에 요하는 시간과 심장 박동 수, 산소 섭취량 등을 기준으로 하여 인간의 지구력에 대한 알코올의 영향을 살펴보아도 혈중 농도 100~150mg%까지는 큰 변화가 없다. 즉 스태미나가 급히 떨어지는 것은 아니다.

그러나 검도의 명인에게 위스키 270ml(알코올로 122ml)를 20분 동안 마시게 하고, 3~4단의 유단 학생을 상대로 시합을 시켜 보니 그 학생에게 졌다고 한다. 술에 취하지 않았을 때는 일방적으로 이겼다고 한다. 또, 위스키 350ml(반 병, 알코올로 151ml)를 1~2시간 걸려 마신 사람은 무릎과 몸이 크게 흔들렸다. 이것은 소위 갈지자 걸음의 상태이며, 걸어가려고 하여도 다리가 뜻대로 움직이지 않아서 똑바로 걸을 수 없다. 서 있어도 몸이 휘청 기울어져 누군가 급히 붙잡아 줘야 한다. 말을 시켜 보면 술에 취해 혀가 제대로 돌아가지 않는다. 평소에는 다리를 차고 나서 다리가 앞으로 움직이는데, 취해서 갈지자 걸음으로 걸을 때는 발을 디디면서 무릎이 휘청 구부러진다. 취하지 않았을 때는 몸의 중심이 리드미컬하게 움직이지만, 취했을 때는 움직이는 폭이 커짐과 동시에 리듬이 깨져 불규칙하게 된다. 취했을 때의 움직이는 리듬은 앞뒤 방향으로 크고, 눈을 감으면 더 심해진다고 한다.

기억 상실, 구토

혈중 농도가 150mg% 이상 되면 술자리를 떠나 친구의 어깨를 의지하여, 어찌하여 집을 더듬어 찾아가거나 차를 잘못 타기도 하면서 집에 가기도 한다. 또는 거리에 쓰러져서 잠들어

버리는 경우도 있다. 이튿날 눈을 떠서 엊저녁의 행동을 생각해 보면 술자리에서 상당히 취해 있었다는 것까지는 생각나지만, 그 후의 기억은 단편적이든지 아니면 거의 없다. 생각나는 것도 큰소리로 누구와 다투었다든지, 난폭하게 길거리나 버스, 전차 안을 휘젓고 다니다 맞거나 실수한 것 정도다. 어떻게 해서 집에 들어갔는지 생각이 안 나는 것이 보통이다. 이것이 기억 상실(black out)이다. 알코올 정전(停電)이라 부르는 사람도 있다.

자신은 전혀 모르니까 좋은 기분이겠지만 나중에 상사나 친구가 엊저녁의 언동은 너무 실수가 많았다든가, 정도가 심하였으므로 조심하라는 주의를 받고 나면 비로소 뭔가 실수로 잘못된 것 같은데, 아무도 자세히 설명해 주지 않기 때문에 무슨 일이 있었는지 확실히 모르고 넘어가는 경우가 있다. 물론 모든 사람이 똑같이 취해서 똑같이 기억해 내지 못한다면 문제는 다르다.

혈중 농도가 200㎎%를 넘으면 토하게 된다. 일으켜 놓아도 손을 놓으면 넘어지므로 위험하게 보인다. 큰 소리로 부르면 눈꺼풀은 떠지나 게슴츠레하다. 본인은 벌써 반은 의식이 몽롱하기 때문에 토하기도 고통스럽고 주위 사람들도 마찬가지이다.

이렇게 되면, 혈중 농도 100㎎% 이상의 상태는 분명히 해롭다고 할 수 있다. 술이 이로운 것이라면 그 이전 상태를 말한다.

68

2. 음주 운전

음주와 사고율

앞에서 살펴본 바와 같이 술을 마시면 감각 기능이 저하된다. 음주로 감각 기능이 저하된 상태에서 운전하게 되면 운전의 정확성과 판단력, 속도 등에 문제가 생겨 사고를 일으키기 쉽다.

음주가 운전에 미치는 영향에 대해서는 캐나다 학자의 연구 결과를 살펴보는 것이 좋을 것 같다. 실제 발생한 자동차 사고에 대해 모두 혈중 알코올 농도를 측정하여 얻은 결과이므로 가장 믿을 수 있는 데이터이다.

그에 따르면 혈중 알코올 농도 50mg% 이하에서는 술을 마시지 않은 사람과 차이가 없으나 100mg%가 되면 사고가 2배 증가하며, 150mg%가 되면 10배나 증가한다고 한다. 미국 미시간 주에서 행해진 대규모적인 조사로는 150mg%에서 사고율이 25배나 증가한다고 한다. 일본의 경우, 음주 운전에 의한 사고율은 혈중 알코올 농도 160~200mg% 사이에서 가장 많이 발생하고 있다고 한다.

이같이 음주 운전은 매우 위험한 일이다. 술은 마취제이므로 마시면 말초 신경의 반사 운동 능력이 저하하고, 집중력도 떨어진다. 그래서 교통안전 표지, 장해물, 대형차 등의 발견이 늦어지거나 발견하지 못하게 되고, 운전 동작에 필요한 반응 시간이 늦어져서 적시에 조작을 못 한다. 교통 법규를 무시하고 난폭 운전을 하게 되고, 속도 감각이 둔해져서 과속 운전을 하게 된다. 이런 결과로 비참한 교통사고를 내기 쉽다.

그러나 그럼에도 음주 운전을 계속하는 사람들이 많다.

한국의 경우, 1989년의 교통사고는 총 255,787건이 발생하여 그중 12,603명이 사망하였고, 325,896명이 부상하였다. 이 수치는 1988년에 비해 발생 건수는 13.7%, 사망자는 9.0%, 부상자는 1.3%가 증가한 수치다. 음주 운전 사고는 7,458건 발생하여 그중 460명이 사망하고 10,969명이 부상하였다. 사고 건수로는 전체 교통사고의 2.9%, 사망자의 3.6%, 부상자의 3.4%를 차지하였고, 치사율은 6.2%로 전체 사고 평균 4.9%보다 높다.

1990년도의 경우는 전체 자동차 사고 255,303건 중 음주 운전에 의한 사고는 4,174건(1.6%), 사망 사고 발생은 11,303건 중 205건(1.8%)을 차지하였다. 전체 사고 100건당 평균 4.4건이 사망 사고인 데 비해 음주 운전에 의한 사망 건수는 4.9건으로 역시 더 높다. 이같이 음주 운전에 의한 사고는 줄어든 것으로 보이지만 아직도 많은 사람들이 술을 마시고 운전하고 있는 데에는 변함이 없다.

그렇지 않아도 자동차 사고율이 세계 최고인 나라다. 세계 최고의 사고율 속에서 차지하는 음주 운전 사고율은 퍼센트로서 얼마 안 된다 하여도 절대치로서는 역시 세계 최고에 가깝다 해야 할 것이다.

음주 운전자의 처벌

앞서 살펴본 대로 혈중 알코올 농도 50㎎% 이하에서는 운전에 영향을 미치지 않으나 50㎎% 이상에서는 사고율이 증가하므로, 현재 한국 도로교통법에서는 혈중 알코올 농도 50㎎%

이상인 자는 운전할 수 없게 되어 있다.

혈중 알코올 농도 50㎎% 이상 100㎎% 미만일 경우는 사고를 내지 않더라도 100일간 면허정지에 형사입건을 하고, 사고를 내면 형사입건에 면허취소가 된다. 음주 운전자는 벌점 100점을 받는다.

혈중 알코올 농도 100㎎% 이상이면 면허취소와 함께 무조건 형사입건을 한다. 면허취소자는 2년 동안 면허 시험을 볼 자격이 정지된다.

형사처벌 내용을 살펴보면 혈중 알코올 농도 350㎎% 이하에서 사고를 내지 않은 음주 운전자는 불구속이 되지만, 350㎎% 이상에서는 사고에 관계없이 구속된다. 구속 대상이 아닌 경우, 혈중 알코올 농도 50~150㎎%는 벌금 50~100만 원, 160~250㎎%는 벌금 100~200만 원, 260~350㎎%는 벌금 200~300만 원에 처하게 된다.

360㎎% 이상이면 구속하여 2년 이하의 징역이나 300만 원 이하의 벌금에 처한다.

물론 음주 운전으로 사고를 내어 전치 3~4주 이상의 상해 및 사망자를 낸 경우에는 혈중 알코올 농도에 관계없이 형사처벌된다.

이상은 한국의 예이지만 다른 나라도 엄격한 기준을 택하고 있는 곳이 많다. 물론 엄격한 기준을 택하지 않은 나라도 있지만 그것은 국민의 윤리, 도덕성이 성숙된 나라에 한한다.

각국의 음주 운전 규제 현황은 다음과 같다.

(1) **전면적인 금지국**　체코슬로바키아. 운전을 직업으로 하는 자에 대한 완전 금주국은 유고슬라비아, 노르웨이, 스위스가 있다.

(2) **혈중 알코올 x% 이상에서 규제하는 나라**　아이슬란드, 노르웨이, 스웨덴, 유고슬라비아(자가운전자만), 한국, 일본은 50mg%, 오스트리아는 80mg%, 벨기에, 오스트리아는 150mg% 이상에서 규제된다.

(3) **위험 운전의 금지**　뉴질랜드는 혈중 알코올 양은 정해져 있지 않으나 처벌한다. 오스트레일리아의 빅토리아주는 50mg%, 덴마크는 100mg%, 핀란드는 75~100mg%, 구 서독은 150mg%, 룩셈부르크는 150mg%, 스위스는 100mg%, 미국은 주에 따라 다르나 50mg% 이상이 재판소에서 처벌할 수 있는 기준이 된다.

혈중 알코올 농도의 형성

음주 운전의 판단 기준이 되는 혈중 알코올 농도는 어느 정도의 술을 마시면 얼마만큼 형성되는지 살펴보자.

체중 70kg인 성인 남자가 청주 1홉(0.18ℓ)~1.5홉, 또는 맥주(큰 병)는 1~1.5병, 소주는 1/2홉, 위스키는 싱글로 2~3잔을 마시고서 40분이 지나지 않은 상태라면 혈중 알코올 농도가 50mg% 정도가 된다.

혈중 알코올 농도 50mg%라는 기준은 세계에서 가장 엄격한 기준이다. 한국인은 서양인보다 술에 약한 사람이 많아서 소량의 음주로도 알코올의 분해 산물인 아세트알데히드가 축적되기 쉽고, 취하기 쉽기 때문이다.

이 수치는 일본도 마찬가지이다. 이에 대해 연구한 일본 과학경찰연구소 야마무라(山村) 박사의 자세한 보고가 있다.

그의 연구 결과에 따르면 1급 청주 200㎖(1.1홉 남짓)를 60℃로 따뜻하게 데워서 5분 안에 마시면 40분 후에 10명 중 2명, 300㎖를 50℃로 데워 10분 안에 마시면 30분 후에 10명 중 6명, 1시간 후에 10명 중 7명의 혈중 알코올 농도가 50㎎%를 넘었다고 한다. 맥주(큰 병) 2병을 40분 동안 마신 경우에는 30분에서 1시간 반 사이에 10명 중 8명이 이 수치를 넘었고, 37도의 진 150㎖를 단시간에 마셔도 40분에서 2시간 40분 사이에 7명이 이 수치를 넘었다고 한다.

그러나 술을 습관적으로 마시면 알코올의 혈중 농도가 높아져서 쉽게 취하지 않는다.

즉 비음주자가 술을 마셔 30㎎%의 혈중 알코올 농도에서 얻어지는 취기를, 중간 정도로 마시는 음주자가 얻으려면 혈중 알코올 농도가 60㎎%가 되어야 하고, 대주가는 90㎎%가 되어야 한다. 즉 평소 마시지 않는 사람, 중간 정도 마시는 사람, 많이 마시는 사람은 주량이 1:2:3의 비율이 되었을 때 같은 취기를 느낀다.

이것은 매우 위험한 요소이다. 많이 마시게 되면 혈중 알코올 농도가 높은데도 취기를 덜 느끼는 나머지, 알코올 분해 능력이 몇 배 증가하여 혈중 알코올 농도가 낮아져서 일어나는 결과로 착각하기 쉬우나 그렇지 않다. 뒤에 다루겠지만, 아무리 알코올 분해 능력이 증가한다 하여도 타고난 능력의 두 배 이상 되는 일은 없기 때문이다.

그러면 술을 마시고, 얼마나 있으면 술이 깨서(혈중 알코올 농도가 낮아져서) 운전이 가능한가?

다음은 술을 마신 다음 운전대를 잡을 수 있는 시간을 계산해 내는 식이다.

술 마시고 나서 운전하면 안 되는 시간 =

$$\frac{음주량(m\ell) \times 알코올\ 도수 \times 0.8}{12 \times 체중(kg)} - 음주\ 시간$$

*소주 25도, 맥주 4도, 막걸리 6도, 위스키 45도, 청주 16도

이 공식을 사용하여 계산하여 보면 고급 청주를 1시간 걸려서 58㎖(약 3작*) 마신 경우, 체중 60㎏인 사람은 바로 핸들을 잡아도 된다. 그러나 1시간 걸려 2홉을 마신 경우는 약 5시간이 지나지 않으면 몸에서 알코올이 없어지지 않는다. 2홉을 30분 동안 마신 경우는 4시간 반 뒤에나 운전대를 잡아야 한다. 맥주 1병을 마시면 3시간 후에 운전대를 잡아야 한다. 물론 어느 정도 개인 차이는 있을 것이다.

한편 미국 항공 회사의 파일럿은 근무 중에 음주할 수 없게 되어 있고, 위반하면 휴직 내지 해고시키며 제복을 입고 술집에 출입해서도 안 되고, 음주 후 24시간이 지나지 않으면 비행기에 오를 수 없다.

고도가 높은 비행기에서 술을 마시면 지상보다 혈중 알코올 농도가 높아지며 지속 시간도 오래간다. 이 같은 이유와 함께, 비행기는 파일럿이 수백 명의 생명을 책임져야 하기 때문에 음주 규제가 엄격하다.

고도가 높아지면 산소 농도가 낮아지기 때문에 혈중 알코올

---

*편집자 주: 1작은 1홉의 10분의 1로 약 18㎖

이 소모되는 속도가 느리나, 반대로 산소 농도가 높아지면 혈중 알코올 농도가 빠르게 낮아진다고 한다. 그러므로 음주 운전자들은 휴대용 고압산소통을 메고 산소마스크를 쓰고 다니는 것이 술이 빨리 깨는 비결일 것이다.

음주 측정

경찰관은 위험 방지를 위하여 필요한 경우는 운전자가 술에 취하였는지 측정할 수 있다. 그러나 적발된 음주 운전자 중에는 처벌받지 않으려고 갖은 수단을 동원하여 해결하려는 사람도 있다. 그러나 실제로는 그런 방법이 통하지 않는다. 그래도 음주 운전을 그만두지 못한다. 오히려 어떻게 하면 적발되지 않을까 요령만 찾는다. 그래서 제약 회사에서 약을 팔기 위해서 퍼뜨린 유언비어에 우황청심환이 동이 난다고 한다. 또 음주 측정을 거부하여 빠져나가려는 사람도 있다.

그래서 한국의 경우, 경찰공무원의 음주 측정에 불응하면 음주 운전과 마찬가지로 2년 이하의 징역이나 300만 원 이하의 벌금으로 처벌받도록 되어 있다. 그러나 음주 측정을 거부하였다고 하여 모두 처벌받는 것은 아니고, 수사 기관인 검찰이나 경찰이 운전자의 혈중 알코올 농도가 50mg% 이상인 상태에서 운전한 것을 증명하는 경우에 한한다. 증명을 위해서는 음주 운전자, 함께 술 마신 사람, 술집 종업원 등의 진술을 토대로 술의 종류와 양을 확정하여 Widmark 공식으로 운전자의 혈중 알코올 농도를 산출해야 한다. 그러나 술 마신 사람의 협조가 없으면 힘든 일이다.

그러면 혈중 알코올 농도는 어떤 방법으로 측정하는가? 가장

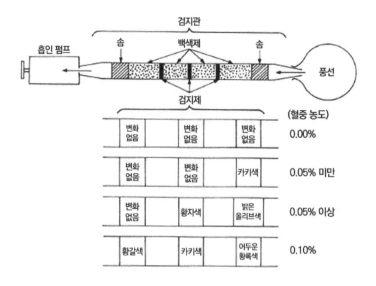

〈그림 6〉 초기 알코올 검지관의 구조와 반응

바람직하고 바른 방법은 혈액을 채취하여 병원에서 임상 전문
가가 측정하는 방법이다. 그러나 실제로 그것은 시간과 노력과
비용이 많이 드는 일이기 때문에 간이 측정법으로 대신하고 있
다. 즉 호흡 공기 중 내쉬는 공기 2ℓ 중에 함유된 알코올 양
은 혈액 1㎖ 중에 함유된 알코올 양과 같다는 관계를 이용하
여, 내쉬는 공기를 측정 대상으로 하여 1ℓ 중의 알코올 농도
가 0.25㎎ 이상인 경우 단속 대상으로 하고 있다.

　초창기의 알코올 간이 측정 장치에는 〈그림 6〉과 같은 것이
있다. 많은 운전자들은 풍선을 분 경험이 있을 것이다. 교통경
찰은 풍선을 그림과 같이 검지기에 끼우고 다른 쪽에 있는 펌
프로 풍선 속의 공기를 100㎖만 빨아들인다. 검지관 안에는 알
코올과 반응하여 색을 나타내는 시약이 세 부분에 들어 있다.

알코올이 들어 있으면 시약은 알코올과 반응하여 그림에 표시된 색을 나타낸다. 색은 알코올 농도에 따라 다르게 나타난다. 이 색을 보고 혈중 알코올 농도를 판정한다.

그러나 이 방법은 정확성이 떨어지고 오차 요인이 많기 때문에 피검자는 정확성이 필요할 경우 혈액 채취에 의한 측정 방법을 요구하는 것이 현명할 것이다. 즉, 병원까지 가서 혈액 채취를 하여 분석하는 편이 신뢰성이 높다.

물론, 병원에서 측정한 수치가 간이 측정법으로 측정한 수치보다 낮을지는 미지수이다.

3. 급성 알코올 중독

단번에 모두 비우기

알코올의 급성 작용에 대해 살펴보자. 이를 급성 알코올 중독이라고 한다.

어느 대학병원의 신입 의사 환영회에서 전도유망한 젊은 의사가 죽었다는 말을 들었다. 선배들이 환영의 뜻을 표하기 위해 신입 의사의 입에 술을 병째로 대고 한 되를 모두 부어 넣었다는 것이다. 그 후 더 마셨는지 어쨌는지는 모르나 죽었다고 한다.

"후래(後來) 석 잔"이라는 말이 있다. 모임에 늦게 나온 경우, 벌로서 연거푸 석 잔의 술을 먹여 먼저 온 사람들과 같은 수준으로 취하게 될 때까지 기다려 준다는 말이다. 성급히 달려온 사람은 공복임에 틀림없다. 그렇게 연거푸 마신 석 잔은 혈중 알코올 농도를 급상승시키게 된다. 3컵의 맥주라면 문제는 다르다. 청주라도 실제 공복에 1~2홉을 천천히 마신 정도라면 위험한 상태까지 이르지는 않을 것이다. 그러나 깔때기를 통해 급속히 3~4홉을 부어 넣으면 문제가 일어날 여지가 많다. 이같이 단번에 많이 마시는 술은 위험성이 더 크다.

일본의 전통적인 연극에 '나루터 사위'라는 단막극이 있다. 나루터 사공이며 술을 좋아하는 장인이 자기 사위인 줄 미처 모르고 나룻배에 타고 있는 손님의 선물용 술을 졸라서 마시고 취하는 내용이다.

이 단막극에서 흥미를 느낀 것은 술을 마시는 방법이다. 안주도 아무것도 없이, 술이 가득 찬 큰 술잔에 입을 대고 꿀꺽 꿀꺽 마셔서 술이 줄어드는 데 따라 두 손을 점점 높이 들어올려 몸을 흔들면서 마신다. 한꺼번에 다 마시는 것이다.

선객들을 모두 건네주고 집에 돌아온 사공은 아까 선창에서 분명히 작별한 그 사위가 먼저 들어와 있음에 깜짝 놀란다. 그러나 사위는 장인을 이해하며 한바탕 웃어 버린다는 내용이다. 그러나 이 장인은 급성 알코올 중독에는 걸리지 않았다.

혼수상태에서 죽음까지

300mg% 이상의 작용을 해롭지 않다고 할 사람은 없을 것이다. 100명 중 90명 정도가 마치 전신 마취에 걸린 것과 같이 혼수상태가 되기 때문이다. 불러도, 흔들어도, 두들겨도 깨어나지 않는다. 손발의 피부는 차가워지고 습해진다. 체온은 외부 온도가 체온보다 내려가면 따라서 내려가고, 높아지면 따라서 높아진다. 이렇듯 체온을 일정 온도로 유지하는 기능이 상실되

고 마는 것이다. 호흡은 느리게 유지되나, 웬일인지 부자연스런 데가 있어서 편안하게 보이질 않는다. 그리고 맥박은 빨라진다.

눈에 불을 비춰 보면 눈의 검은자위 중앙에 눈동자가 있다. 이것을 동공(瞳孔)이라 한다. 이것은 말 그대로 구멍으로, 각막 이라는 표면막으로 덮여 있어서 외부로부터 안으로 물이나 눈 물이 들어가지는 못하지만, 빛은 들어간다. 빛이 들어가면 구멍 이 작아진다. 이를 빛에 대한 반응, 즉 대광 반응(對光反應: 빛 반사)이라 한다. 그런데 알코올 농도 300mg% 이상일 경우, 빛 에 대한 반응이 없어진다. 이 대광 반응이 없으면 의사는 혼수 상태 가 아닌가 하고 의심하게 된다.

눈의 검은자위 가득히 눈동자가 풀어져 있고(동공의 산발 확 대), 대광 반응이 없으면 위험을 넘어 죽음에 가까워지고 있다 는 표시다. 알코올에 의해 혼수상태가 되었을 때는 눈동자에 산발 확대 기미가 있든가, 그 정도가 아닐 때도 있으나 어쨌든 대광 반응이 없거나 극히 둔해져 있다. 이것은 위험한 상태이 다. 왜냐하면 혼수상태를 일으키는 혈중 농도와 호흡 중추의 마비를 일으키는 혈중 농도는 서로 차이가 적다는 것이 알코올 에 의한 마취의 큰 특징이면서 단점이기 때문이다. 따라서 바 로 호흡이 멈추든지, 당장은 멈추지 않지만 언제 멈출지 모르 는 극한 상황에 다다랐다는 사실에는 틀림이 없다.

알코올을 마시고 혼수상태에 있는 사람을 보면, 될 수 있는 대로 빨리 인공호흡을 시작해야 한다. 인공호흡을 능률적으로 하기 위해서는 삽관(揷管)이라는 기관(氣管)에 기도(氣道)가 될 관 을 찔러 넣든가, 기관을 절개하여 인공호흡기를 장착한다. 이때 는 죽음이 가까워졌으므로 입원이 필요하다.

혈중 알코올 농도 200㎎% 이상에서는 중독 상태가 되고, 300㎎% 이상에서는 90%가 심한 중독 상태가 되고, 400㎎% 이상에서는 100%가 심한 중독 상태가 되고, 500~800㎎%에서는 사망하게 되는 경우가 많다고 한다. 다른 데이터에 의하면 사망자의 뇌 속 알코올 농도를 측정한 결과 270~510㎎%였다고 한다. 이같이 넓은 범위에 걸쳐 있는 것은 개체 차이 외에, 구토에 의한 질식 등 우발적인 요소도 사망의 원인이 되기 때문이다. 신체 조직 속의 알코올 농도가 400㎎% 이상이면 법의학상 알코올 중독사라고 판정된다.

이와 같이 알코올의 영향은 혈액 속의 농도에 거의 비례하여 변화하는 것인데, 알코올 농도의 상승이 하강보다 더 두드러진다. 알코올에 의한 마취 상태는 그 처리 속도가 느리기 때문에 클로로포름(chloroform)이나 에테르(ether)에 의한 마취 상태보다 훨씬 오래 지속된다. 이것도 알코올에 의한 혼수상태가 위험하다는 이유의 하나이다.

숙취

술 마시는 사람치고 숙취 경험이 없는 사람은 거의 없으며, 새삼스럽게 설명할 필요도 없을 것이다. 그런데 그 결과가 어떻게 해서 일어나는가에 대한 설명은 간단하지 않다. 이튿날이 되어도 알코올이 몸에서 완전히 제거되지 않는 이유는 퓨젤유의 성분 등이 보통 알코올보다 오래 몸에 남아 있기 때문이다. 따라서 알코올 처리 중에 생기는 아세트알데히드와 같은 구토가 나게 하는 물질도 아직 몸 안에 남아 있게 된다.

숙취일 때는 다량의 술이 위 점막을 상하게 했을 가능성이 많다. 또 간장이 대량의 알코올을 처리하고 있는 동안에 그때까지 축적되어 있던 에너지와 신진대사 촉진 물질을 모두 써버리고 마는 일도 있을 것이다. 알코올은 신경 세포의 막에 심각한 영향을 미치지만, 억제 작용이 없어진 후, 하루 마셨을 때는 12시간, 반복해서 마셨을 때는 며칠 동안 중추 신경의 흥분성이 높아진다고 한다. 그뿐 아니라, 전신의 세포가 다소의 차이는 있지만 영향을 받음이 틀림없다.

알코올에는 탈수 작용이 있어서 몸에서 물을 빼앗아 소변으로 배설시키기 때문에 체내의 수분이 적어지게 된다. 예로부터 맥주가 같은 양의 물보다 이뇨 효과가 크다는 것은 알려져 있다. 술이 깰 때 마시는 물이 맛있는 것도 그 때문이다. 술을 많이 마시면서 식사가 불충분하고 체력 소모가 보충되지 않으면 몸은 피로의 극한에 달하게 된다.

알코올성 저혈당

하루 종일 아무것도 먹지 않고 있다가 술을 많이 마시는 일은 위험하다. 그런 상태에서는 알코올 작용 때문에 의식이 몽롱하게 됨과 동시에 혈액 속의 포도당 농도가 내려가서 이른바 저혈당이 되며, 이 때문에 의식이 혼탁해지는 경우가 있기 때문이다.

뇌의 활동에 필요한 에너지원으로 뇌는 혈액에서 포도당을 받아 그것을 이용하고 있다. 뇌 이외의 세포는 포도당 외에도 지방산 등을 에너지원으로 이용할 수 있으나 뇌는 포도당밖에 이용하지 못하므로, 만일 혈당이 낮아지면 뇌의 작용이 둔해진다. 저혈당에 의한 혼수는 위험한 상태이며, 내버려 두면 뇌가 심하게 손상되며 죽는 경우도 있다. 굶은 상태에서 다량의 알코올을 마시면 혈당이 낮아지는 이유를 이해하기 위해서는 혈액 속의 포도당이 어디에서 오는가를 알아야 한다.

첫 번째로는 포도당이 장에서 흡수되어 온다. 하루 종일 아무것도 먹지 않았기 때문에 흡수하고 싶어도 장에서는 흡수할 수 있는 포도당이 없다.

두 번째로는 간장 속에 평소 축적되어 있는 글리코겐이 분해되어 포도당이 만들어진다. 이것이 혈액을 통해 뇌로 운반된다. 그러나 보통 하루 저녁을 먹지 않으면 간장의 글리코겐은 점점 줄어들어 거의 없어지게 되므로, 종일 먹지 않았을 때는 이미 비축된 글리코겐은 바닥이 나 있다고 보아도 좋다. 따라서 이 루트도 희망이 없다.

세 번째로는 간장 속의 아미노산이나 지방산, 글리세린 등에서 포도당이 만들어진다. 그러나 그러기 위해서는 반응 촉진제인 NAD라는 것이 필요하다. 이 촉진제는 술을 대량으로 처리하는 사이에 거의 다 사용해 버리고 말기 때문에 이 루트도 사실상 없는 것과 같다. 이렇게 되면 혈당은 내려갈 수밖에 없다.

상처와 가스 중독

과음에 의한 위험은 그뿐이 아니다. 취해서 어디다 머리를 부딪쳐 피가 나는 일은 그렇게 드문 일이 아니다. 특히 노인들에게 있어서는 그런 일이 일어나기 쉽다. 뇌의 표면을 덮고 있는 경막(硬膜)의 아래 막(뇌, 척주를 덮는 3층 막 중 중간의 막)의 바깥쪽에서 출혈하는 경우가 많다. 이 경우는 수술이 필요하며, 수술은 비교적 간단해서 대부분 낫게 되지만 늦어지면 죽는다.

취해서 자고 있는 동안에 가스 잠그는 것을 잊어버려 가스콕에서 가스가 새어 나와 가스 중독이 된 예도 있다. 또한 난방용 스토브가 밀실의 산소를 소모해 버려 산소 결핍이 되는 경우도 있다. 혼자 사는 사람은 더욱 위험하다.

머리가 아프고, 구토가 나고

술을 마셔서 머리가 아프고 구토가 나는 이유는 알코올 자체는 아니다. 알코올이 간장에서 처리되는 도중에 생기는 아세트알데히드가 원인이다. 이것은 매우 강렬한 약리 작용이 있다. 머리가 아프고, 구토가 나고, 얼굴이 빨개지거나 맥박과 호흡이 빨라지게 하는 작용이 있다고 한다. 아세트알데히드에 의한 증상을 아세트알데히드 증후군이라 부른다. 술이 깰 때는 반대로 안면이 창백해지거나 혈압이 올라가는 일도 있다.

아세트알데히드는 간장에서 분해된다. 분해 능력이 약한 체질인 경우는 머리가 아프고, 구토가 나기 쉽고, 술에 약하다. 동양인은 2명 중 1명이 아세트알데히드 분해 능력이 약하다. 이 때문에 술을 마시면 얼굴이 붉어진다(oriental flushing).

술을 싫어하게 하는 약과 아세트알데히드 증후군

술이 싫어지게 하는 약(혐주약, 嫌酒藥)이 있다. 예를 들면 디설피람(disulfiram) 같은 것으로, 아세트알데히드의 분해를 지연시켜 머리가 아프고 구토가 나는 것을 오래 끄는 작용을 하는 것이다. 즉 그렇게 하여 술을 싫어하게 만드는 것이다. 이 약을 본인 모르게 음식에 타서 먹게 하는 것은 매우 위험하다. 이 약을 먹고 술을 많이 마시면 그런 증상이 격심해진다.

이 디설피람은 원래 고무 산업에서 사용되던 산화 방지제이다. 이 약이 연충병(蠕蟲病: 기생충병의 일종)에 효과가 있는가 없는가를 시험해 보기 위해 두 사람의 덴마크 의사가 그것을 먹고서 가끔 칵테일 파티에 가서, 지독한 후유증을 경험한 것이 혐주(嫌酒) 효과를 발견한 발단이다.

디설피람을 복용하고 나서 술을 마시면 혈액 속의 아세트알데히드의 농도가 디설피람을 복용하지 않았을 때의 5~10배나 올라간다. 그리고 머리가 아프고 구토가 나는 증상, 즉 아세트알데히드 증후군이 나타난다. 또한 얼굴이 화끈거리고 빨갛게 되며, 전신이 붉어지고 맥박이 크게 동요되고 호흡 곤란, 구토, 발한, 가슴 통증, 힘 빠짐, 목마름, 저혈압, 실신, 불온, 현기증, 눈의 침침함, 의식의 혼탁 같은 증세가 나타난다. 이런 증세가 30분 이상 계속된다. 심할 때는 몇 시간 계속되며, 나중에는 피로해져 잠들어 버린다. 겨우 7mg%의 알코올이나 청주 한 잔을 마셨는데도 이런 증상이 일어나는 일이 있으므로 상당한 효과다. 경우에 따라서는 호흡이 약해지고 혈압이 내려가 쇼크 상태가 된다. 맥박이 불규칙하고, 심장 근육의 경색(梗塞), 심부전(心不全), 의식 상실, 경련, 급사(急死) 등이 일어날 수 있으므로 대단히 무서운 일이다. 소스나 발효하여 만든 식초, 기침을 멈추게 하는 약(시럽) 속에 섞인 소량의 알코올, 또는 면도 후의 로션 등도 좋지 않다.

디설피람이 혈액 속의 아세트알데히드를 증가시키는 것은 아세트알데히드를 처리하는 효소와 결합하여 그 작용을 억제하기 때문이다. 디설피람은 복용하면 바로 위장에서 흡수되지만 효과가 나타나는 것은 의외로 느려서 완전히 작용하기까지는 12

시간 정도 지나야 한다. 효과는 계속되어 1주일이 지나도 아직 5분의 1 정도가 몸에 남아 있다.

혐주약은 아침과 같이 비교적 단주(斷酒)의 의지가 선명할 때 복용하게 된다. 하루에 먹는 양은 0.2~0.5g이다. 혐주약과 같은 작용을 발휘하는 것으로는 당뇨병에 사용되는 혈당 강하제인 술포닐요소(sulfonylurea), 메트로니다졸(metronidazole) 등이 있다.

술과 약의 동시 복용

술과 약을 동시에 복용하는 것도 위험하다. 위험한 약으로는 강한 정신 안정제인 클로르프로마진(chlorpromazine), 우울증에 사용하는 아미트립틸린(amitriptyline), 진정제인 펜토바르비탈(pentobarbital), 피가 굳는 것을 방지하는 와파린(warfarin) 등이 있다.

알코올 처리 과정은 주로 두 가지 처리 기구로 진행된다. 약을 분해하여 처리해 나가는 해독 기구의 첫 단계는 알코올을 분해 처리하는 두 번째 해독 기구와 같다. 그러므로 알코올을 많이 마시면 그 처리에 눌려 약이 처리될 수 없게 된다. 그 밖에도 이 두 번째 해독 기구 자체를 알코올이 억제해 버린다는 이유를 들 수 있다. 어쨌든 약의 작용이 강해지고 오래 계속될수록 위험하다.

옛날 중국의 화타(華佗)는 마불산(麻佛散)을 술과 함께 환자에게 먹여 마취시켜 배를 갈라 위장을 수술했다고 전해진다. 1972년 11월에 중국 간쑤성(甘肅省) 우웨이현(武威縣)에서 발견된 후한(後漢) 초기 묘 속에서 발견된 목간(木簡)에는

"凡五物 昆治合 方寸匕 酒飮 日三飮."

　5종류의 약물을 각각 분말로 조제하여 한 치 4각의 수저로 하나 가득 술로 하루 3번 복용한다.

라고 써 있다. 약을 잘 듣게 하기 위해 술로 복용했다면 비록 경험에 의한 것이지만 그렇게 오랜 옛날에 그런 처방을 한 데 감탄하지 않을 수 없다. 술은 백약의 으뜸이라는 의미에서 약을 술과 함께 복용시켰는지 모른다. 그러나 현재는 이 같은 복용 방법은 피해야 하는 것이 상식이다.

이상 만취

　보통, 인간이 취하는 것은 앞에서 말한 바와 같이 거의 일정한 순서로 일어나는 일련의 현상이다. 그리고 그것은 혈액과 뇌 속의 알코올 농도와 밀접한 관련을 가진다. 그런데 때때로 어떤 현상이 예외적으로 강하게 일어나거나, 보통 사람에게는 일어나지 않는 질적인 이상 반응이 갑자기 일어나는 일이 있다. 거기에는 의식이 몽롱한 상태로 분별없는 행동을 하고, 의미 불명한 헛소리를 계속하는 것 등이 있다. 불쾌한 모습으로 보이며, 나중에 취했을 때의 기억이 없다. 이를 이상(異常) 만취라고 한다.

　호메로스의 『오디세이아』에 나오는 오디세우스의 시종 엘페노르는 트로이 전쟁에서 돌아오는 도중, 표류하다 도착한 높은 바위 위에서 술 취해 잠들었다가 방향을 잃고 바닥으로 떨어졌는데 정신을 차려 보니 지옥이었다. 이 얘기와 같이 술을 마시고 곯아떨어졌다가 눈이 떠질 무렵 몽유병과 같은 행동을 취하는 것도 이상 만취의 하나이다.

술버릇이 나쁜 사람 중 일부는 이상 만취일 가능성이 많다. 어째서 이런 일이 일어나는가? 뇌 속의 전두엽이 개체의 행동을 조절하도록 되어 있는 곳이 보통 사람과 다소 다른 경우에 이상 만취가 나타난다고 생각된다.

알코올의 경우, 1회의 음주로 이런 질적 이상의 정신 현상이 일어난다는 것은 환각제(LSD), 대마, 유기 용제(시너, 본드)에 비해서 훨씬 적다.

급성 음주의 해로움은 이 정도로 하고, 이 책의 중심인 만성 음주의 해로움을 살펴보기로 하자.

Ⅳ. 알코올 의존

1. 의존의 형성

취하려 하는 마음

처음에는 좋아하지도 않던 술을 억지로 입에 대다가 취기가 기분을 즐겁게 해 주면, 좀 더 술을 마시지 않으면 뭔가 개운치 않게 된다. 그래서 매일 저녁때가 되면 마시기 시작하여 주량이 점점 는다. 이것이 술을 마시게 되는 하나의 형태이다. 술의 맛이 좋아서 조금씩 마시는 사이에 그만, 마시지 않고는 살 수 없게 되는 경우는 의외로 많다.

술에 의존하게 된 사람들의 얘기를 들으면 여러 가지 경우가 있다. 예를 들면, 심신의 자연적인 발달이 어떤 외부의 힘에 의해 저해되어 의존의 원인으로 작용하는 경우가 있다.

이 세상에는 흔히 희망 속에 좌절이 있고 사람의 능력은 동일하지 않으며, 운이 나쁜 사람도 있고 좋은 사람도 있다. 거기에서 갈등이 일어나고 고민도 생긴다. 설령 좌절로부터 일어섰다 하더라도 늙음과 사별(死別)이 우리를 기다리고 있다. 사람의 생명에는 한계가 있으며, 보람 있게 살고 싶은데 시간이 기다려 주지 않는다고 공허와 고독을 느끼는 사람도 있다. 또한 성한 정신으로는 사태를 똑바로 볼 수 없어서 술을 찾는 사람도 있다.

이같이 취하고 싶어 하는 심리, 해방을 바라는 심리가 발생하여 존재한다. 이것이 술 마시는 사람이 술을 끊지 못하는 하나의 요인이다. 술을 마시지 않고도 다른 방법으로 긴장으로부터 해방될 수 있는 사람이라면 취중에서 해방을 찾는 일은 하지 않아도 된다. 술에 의지하려고 하는 마음, 즉 술에 대한 의존성(정신 의존)이 생겨나는가 아닌가는 평소의 태도 및 생활 환경에 의한다.

내성의 상승

그러나 이런 심리와는 달리, 알코올이 약으로서 작용한다는 냉엄한 현실이 있다. 알코올을 한 번 마실 때의 영향은 적어도 12시간 정도는 억제 후의 흥분이라는 형태로 뇌에 남는다. 술을 많이 마신 경우는 좀 더 흥분이 길 것이다. 만성적으로 술을 마시는 경우는 음주 정도에 따라 다르지만 그 영향은 며칠에서 1주일은 남아 있다. 알코올을 두 번째로 마실 때는 첫 번째 마실 때보다 더 많이 마시지 않으면 같은 정도의 취기가 오지 않는다.

알코올에는 내성 발현(發現) 효과가 있다. 내성은 영어로 tolerance라 하며, 견디는 힘을 말한다. 물론 1주 이상의 간격이 있으면 첫 번째의 영향은 거의 사라져 버리기 때문에 이 같은 내성 현상은 나타나지 않는다. 그러나 그 간격이 짧으면 바로 나타난다. 알코올은 몸에 어떤 흔적을 남기는 것이 틀림없다. 알코올이 몸에 남기는 흔적을 '술에 의한 시프트(shift)'라 한다. 시프트는 뇌에도 일어나며, 뇌에 일어난 시프트가 내성의 주인공인

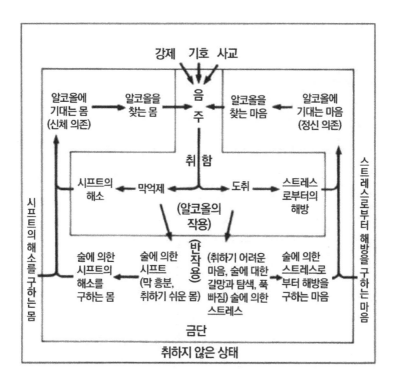

〈그림 7〉 알코올에 의한 의존의 형성

듯하다(그림 7).

한편, 간장이 알코올을 처리하는 능력도 술을 마실수록 조금씩 증가한다. 두 번째 알코올 처리 기구와 앞에서 말한 내용이 바로 그것이다. 그 결과, 혈중 농도는 올라가기 힘들어진다. 그러므로 매일 밤늦게까지 술을 마시면 주량이 점점 올라가며 내성 상승에 박차를 가한다. 알코올의 경우, 간장의 처리 능력은 최초의 술을 마셔 취하는 데 필요했던 양을 1이라고 하면 1.5배 정도까지는 이와 같이 상승한다.

취하지 않았을 때는 이래서는 안 된다고 생각하지만, 일단 취하면 알코올 약리의 필연적인 결과로 자제심이 없어진다. 그러므로 마시기 시작하면 멈춰지지 않는다.

신체 의존의 형성

몇 주간 이상이나 알코올이 몸에서 빠져나가지 않고 술에 빠져 있는 상태가 계속되면, 알코올 마시는 일을 그만두었을 때 혈액이나 뇌 속의 알코올 농도가 점점 떨어지는 과정에서 손이 떨리고, 있지도 않은 벌레가 천장을 기어 다니는 것으로 보이거나(환각), 몸이 몹시 떨리기도 한다. 더 심할 때는 얼굴과 손발이 창백해지고 식은땀이 나고, 심장의 박동이 빨라지고 의식은 몽롱하여 바깥 세계를 올바로 인지하지 못한다. 또한 엉뚱한 헛소리를 하고, 이상하고 복잡한 행동을 한다. 이것을 금단(禁斷) 증상 또는 퇴약(退藥) 증상이라 한다. 알코올에 빠져 있는 기간이 길고, 알코올 농도가 높을수록 금단 증상은 강하게 나타난다.

이것은 환자에게 큰 고통을 줄 뿐만 아니라 위험하다. 즉 이런 상태에 빠져들면 식사도 못 하고 물도 못 마신다. 난폭하게 여기저기를 때리고 차고, 침대에서 굴러떨어지며, 상처 입을 가능성이 크다. 탈수 상태가 되지 않기 위해서는 링거 주사가 필요한데, 이리저리 날뛰고 있을 때는 그것도 불가능하다. 어쩔 수 없이 진정제나 강력한 정신 안정제를 주사한다. 이런 이유로 환자는 체력을 크게 소모하여 생명도 위험하게 된다.

더 나쁜 것은 일단 금단 증상이 일어나면 환자가 술을 끊는 것이 더욱 곤란해진다는 점이다. 그것은 금단 증상을 두려워한 나머지 술을 끊으려 하지 않기도 하며, 술을 마시면 금단 증상이 깨끗이 없어져 버리기 때문이다. 술에 의한 변화가 술에 의해 해소되는 것이다. 손이 떨리던 것이 술 한잔 걸치면 말끔히 없어진다. 금단 증상이 생긴 상태에서의 몸은 술 없이는 지탱이 안 되는 것이다. 그러므로 이를 신체 의존이라고 한다.

알코올은 신체 의존을 일으키는 약이다. 정신 의존의 원인이 술 마시는 사람 자신의 문제인 데 비해, 신체 의존의 원인은 알코올 자체에 있다. 그러나 정신 의존이 신체 의존에 박차를 가한다.

의존의 실례

여기서 정신 의존의 실례를 들어 보자.

C 씨는 50세의 남자로 회계 업무에 종사하며 고학력자이다.

대학 시절에는 단 한 방울도 마시지 않았고, 40세까지는 사교를 위해 맥주 한두 병 마셨다고 하니, 의존증에 걸린 사람의 병력으로서는 오히려 예외적으로 뒤늦게 생긴 의존증이었다. 10년 전부터 밖에서 술 마실 기회가 많아졌다. 저녁 7시쯤부터 한밤중 2시까지 술집을 서너 군데 들르면서, 한 집에서 위스키를 4분의 1병 정도 마셨다. 주 3~4회를 그렇게 하였다. 3, 4년 전까지는 그래도 아침 4시나 5시에 이불 속에 들어가 한 시간쯤 자고 바로 골프 치러 갈 때도 있었다. 그러나 매일 마시는 탓도 있겠지만 점점 적은 양으로도 취하게 되어 주량은 이전의 3분의 1 정도로 줄었다. 시간을 들여 천천히 마시려 하고 있으나 가끔 예전 기세로 급하게 많이 마시게 되는 경우가 있고, 그러면 사람이 완전히 변해 버린다. 최근에는 소량으로도 그렇게 된다는 것이 C 씨의 음주 경력이다.

C 씨의 집안에는 대주가가 많다. 아버지는 매일 한 되(청주)를 마셨다고 하며, 두 명의 형도 술꾼이었다고 한다.

C 씨의 체중은 49kg, 키는 169㎝로 키에 비해 몸무게가 적지만, 이 상태는 25년간 변함이 없다고 한다. 혈압은 오히려 너무 낮았고, 입을 내미는 반사는 나타나지 않았다. 팔꿈치에서 손목 사이를 아래팔이라 하는데, 아래팔 밑 3분의 1부터 끝, 다리 전체에 감각의 둔화가 일어나 있었다. 정상적인 경우에 비해 바늘로 찔렀을 때의 아픔을 반 이하 정도밖에 느끼지 못했다. 붓 끝으로 건드리는 감촉과 음악에 사용하는 소리굽쇠를 뼈 위에 댔을 때 느껴지는 진동 감각도 마찬가지로 둔해져 있었다. 그러나 발목 아래는 바늘로 찌르면 오히려 과민할 정도로 아픔을 느꼈다. 이것이 가장 주목할 만한 신경 기능의 이상이었다. 건반사(腱反射)도 약해져서 다리에서는 소실되고 있었다.

오른쪽 앞가슴의 피부를 보면, 3㎜ 정도의 빨간 거미 모양의 반점이 한두 개 있었다. 유리판으로 누르면 빨간색이 싹 없어졌다. 이를 거미형 혈관 확장이라 한다. 간경변(肝硬變) 시 자주 나타난다. 이 정도의 주력이 있는데 간 기능 이상은 이상하게도 나타나지 않았다. 감마 GTP(γ-glutamyl transpeptidase)도 높지 않았다. 머리를 컴퓨터 단층 촬영한 결과에서는 소뇌와 대뇌가 약간 쭈그러들어 있었다. 가족의 얘기로는 3년 전부터 술을 마시면 사람이 달라져서 술친구들로부터 자주 주의를 받았다고 한다. 마시면 난폭해지고, 상식에 어긋난 언동을 하게 되었다고 한다. 또한 술의 양과는 관계없이 그런 행동을 하는 사람도 있다. 예를 들면, 술을 마시고 세제를 넣지 않고 세탁기를 돌리거나 방안에서 세탁물을 말리기도 한다. TV의 소리를 크게 해 놓고 기분이 좋아서 춤을 추다가도 다음 날은 매우 침체된 기분이 되며 엊저녁 일에 대해 아내에게 사과한다.

금주 이후

어쨌든 100일 동안 금주하는 것으로 하고 헤어졌는데 6개월 후 찾아온 가족의 얘기에 의하면, 100일간은 숨어서 마신 것 같으나 비교적 무사하여 밖에서 밤중까지 마시며 돌아다니던 일도 없어졌다고 한다. 그러나 밤에 잘 무렵에 마시기 시작하면 멈추지 않고 아침 5~6시까지 마시며, 그 사이에는 가만히 있지 못하고, 서서 돌아다니거나 움직이다가 아침 6시쯤 되어서는 지쳐서 잠들어 버린다. 일어나서 일단 출근하지만 회사에서 저녁때까지 자다가 일어나서 약간 일을 한다고 한다.

본인에게 들어 보니, 100일 단주를 시작했으나 3분의 1 만에 끝났다고 한다. 만기가 되어 마시기 시작하니 마신 양이 전보다 적었는데도 의식이 없어진 적이 두세 번 있었다. 뒤에 생각해 봐도 그때의 일을 절반 정도밖에 기억하지 못했다. 최근에는 1주마다 잔뜩 마시게 되었다. 그러나 체중은 역시 48㎏으로 1㎏ 줄었을 뿐이다.

C 씨는 따뜻한 가족의 보살핌과 본인의 납득으로 어느 알코올증 전문 병원에서 치료를 받기 위해 입원했다. 약 3개월 후에 퇴원하여 반년간 금주를 계속하고 있다.

C 씨의 음주는 늦게 시작한 것으로 아마 업무 수행상 시작한 것으로 보인다. 일이 바빠짐에 따라 술 마실 기회도 잦아졌을 것이다. 그래서 10년이 채 못 되어 의존증에 빠져든 것이

다. 특히 이는 3, 4년 전부터의 변화가 한 가지 주목된다. 그
것은 술에 약해진 것이다. 40대 후반을 지나 체력이 저하되었
는지 알코올에 대한 몸의 적응성이 없어졌다. 처리 능력의 저
하인 지, 신경세포막의 적응성 저하인지, 아니면 양쪽 모두 원
인인지 이상 만취 상태가 나타났다. 또 한 가지 최근에 와서
주말의 폭음이라는 음주 발작에 가까운 상태가 나타났다. 폭음
후에 불쾌한 기분이 이어지고, 음주 후에도 역시 어떤 종류의
반동이 있는 것 같다. C 씨의 의존증은 지금에 와서는 정신 의
존이 주(主)이며 금단 증상은 그다지 심하지 않다.

부엌에서 마시기

36세의 D 여사라는 주부가 있다. 10년 전부터 손님이 오거
나 하면 가끔 술을 입에 대게 되었다. 술이 들어가면 기분이
좋아져서 농담을 하게 된다. 그러는 동안에 즐거운 기분을 더
지속하고 싶어지고, 모임 후 흠뻑 취한 기분으로 슈퍼마켓에
갔을 때는 반드시 호주머니용 작은 위스키 한 병을 사서 마시
면서 부엌일을 하게 되었다. 그러는 동안 주량이 늘어 4년 뒤
에는 위스키 한 병이 되고 그래서 매일 아침을 술로 맞이하게
되었다. 술을 마시지 않으면 식칼을 쥔 손이 떨리지만 술을 마
시면 멈추고, 신이 나서 가사를 돌볼 수 있기 때문이다. 새벽
5시쯤 되면, 벌써 정원 흙 속이나 백과사전의 케이스 속, 세탁
기의 물통, 옷장 속에 감추어 두었던 술을 찾아내서 마신다. 가
족을 직장과 학교로 보낸 뒤 현관문을 잠그고 마시는 것이다.
힘이 나서 청소도 잘된다. 시장에도 간다. 술 냄새를 없애기 위
해 몸에 향수를 뿌리고, 때로는 마스크를 쓸 때도 있다.

32세에 급성 알코올 간염을 앓았고, 그 후 단주를 목적으로 하는 자조(自助) 단체에도 참석하였다. 단주를 위해 입원도 하였으나 못 참고 한 달 만에 도망 나왔다. 33세 때 알코올성 혼수로 또 입원, 2개월 후 퇴원해서 그날부터 또 마시기 시작했다. 그래서 이번에는 남편이 회사를 쉬고, 부인의 상태를 살피게 되었다. 식사는 매일 음식점에서 시켰다. 몰래 사다 감춘 위스키병을 12살 아들한테 들켜, 뺏기지 않으려고 아들과 병을 잡고 다투다 병이 바닥으로 떨어져 위스키가 쏟아졌다. 순간, 쏟아진 위스키를 걸레로 훔쳐 입에 짜 넣었다. 망연히 지켜보던 아들이 "그렇게 마시고 싶으면 내가 사 줄 테니까 마셔, 그리고 죽어 버려" 하며, 눈물을 글썽이면서 어머니의 가슴을 힘껏 두들겼다. 이날 이후 D 여사는 딱 자른 듯이, 술을 한 방울도 입에 대지 않았다.

이 같은 여성 음주의 계기로는 육아 노이로제, 가정 내 스트레스 외에 목표 상실형이 있는데, 최근은 목표 상실형이 많다. 이것은 결혼, 출산을 끝내고 아이 키우는 일이 일단락된 무렵에 일어난다. 그리고 아이들이 독립하거나 남편을 잃은 뒤 음주를 시작해서 여기까지 이르는 여성들도 있다.

정신 의존의 형성

알코올은 취하게 하는 약이며, 해방감을 일으키는 약이기 때문에 정신 의존의 기초를 형성한다. 신체 의존은 술을 입으로 마시지 않고 위에 튜브를 끼워 넣고 매일 알코올을 부어 넣어도 생기지만, 정신 의존은 해방을 요구하는 마음이 없으면 생기기 힘들다. 해방을 바라는 마음이 있는 한, 술을 갈망하게 된다. 그러나 정신 의존은 단순히 심리학적 문제로 생기는 것은 아니다.

많은 술을 마셨다가 깬 뒤, 묘하게도 축 처지는 사람이 있다. 누군가가 그 사람을 흠씬 두들겨 놓은 것같이 보인다. 이것은 단순히 취하기 전의 여러 스트레스가 되살아난 것인가, 그렇지 않으면 취한 것에 대한 후회의 마음 때문인가, 또는 복합적인 것인가?

또 하나 빠뜨려서는 안 되는 점이 있다. 알코올은 뇌세포막의 활동을 억제하지만 알코올이 사라진 후, 반대로 이상한 흥분이 막에 일어나 잠시 계속된다. 이 흥분은 일정 시간이 지나야 진정된다. 금단 증상도 이 흥분의 소행이다.

흥분을 진정시키고 알코올 본래의 억제 작용으로 뇌를 다시 취하게 하려면 흥분 전보다 다량의 알코올이 필요하게 된다. 이것이 내성이다. 억제 후 흥분의 작용이라 할 수 있다. 즉 억제가 일어난 바로 그 순간에 흥분이 일어나게 된다.

대뇌의 신피질이 억제되는 데 따라 도취감과 해방감이 생긴다면, 그 부분이 흥분되어 있는 상태는 대체로 도취감이나 해방감과는 정반대의 것으로 생각된다. 이것은 오히려 '술에 의해 억지로 발생된 뇌의 스트레스 상태'라고도 할 수 있는 것으로 어지간해서는 해방감을 줄 수 없는 확고한 것으로 생각된다. 다량의 알코올만이 이 상태에 있는 뇌와 마음을 해방시킬 수 있다. '술에 의한 스트레스'에서 우리를 해방시키는 수단은 술이 가장 손쉽다. 술이 깰 때의 무기력, 거기서 홀연히 생기는 술에 대한 갈망과 탐색은 그 때문이라고 설명할 수 있다.

알코올은 한 번 해방을 주지만 그 후는 반대로 마음의 해방을 차단하여, 술에 매달리게 하여 얽어 놓는다. 이것은 정신 의존 형성의 그늘에도 뇌에 대한 냉엄한 알코올의 약리가 작용하여 생물학적 변화가 일어나는 것으로 생각된다. 이는 하나의 억지 주장일지도 모른다. 만약 알코올에 대한 정신 의존의 그늘에 이 같은 뇌에 대한 알코올의 약리가 의연히 힘을 발휘하고 있다면 무서운 일이다.

알코올이 몸 안에서 변화하여 생기는 아세트알데히드가 카테콜아민(catecholamine)이나 세로토닌(serotonin) 등과 축합하여 만들어지는 물질군(β-카르볼린 등)이 의존 형성의 역할을 하고 있는 것이 아닌가 생각된다. 특히 테트라히드로이소퀴놀린(tetrahydroisoquinoline)은 아편의 유효 성분과 같은 물질이다. 그러나 이 문제에 대해서는 아직 연구 중이다.

의존 형성의 진단

의존 형성 여부를 판단하는 기준은 여러 사람이 제시한 바 있으나 내용은 대체로 비슷하다. 그 몇 가지 기준 중에서 일본의 국립 구리하마병원식 알코올 의존증 스크린 테스트(KAST)라는 것을 소개한다.

이 KAST는 본래 자기 체크용으로 만들어진 것이다. 〈표 8〉에서 보듯이 2점 이상이 문제 음주자이다. 2점에서 8점까지는 요주의자, 8점 이상은 의존증에 발을 들여놓고 있다고 생각된다. 요주의의 경우는 1주에 2번 단주하여 그것이 지켜지면 그대로 상태를 지켜본다. 주 2회의 단주가 불가능하거나 의존증에 걸린 자는 당장 전문의의 도움을 바라는 것이 바람직하다.

의존을 형성하는 약물로서는 알코올 외에 진정제나 수면제,

〈표 8〉구리하마식 알코올 의존증 스크린 테스트(KAST)
*합계 점수 2.0 이상: 문제 음주자, 2.0~8.0: 요주의, 8.0 이상: 의존증 환자

최근 6개월간 다음과 같은 일이 있었는가	응답 범위	점수
1. 술이 원인으로 중요한 사람(가족, 친구)과의 관계에 금이 간 일이 있는가?	있다	3.7
	없다	-1.1
2. 오늘만큼은 술을 마시지 않겠다고 굳게 마음먹어도 다시 마시게 되는 경우가 많다.	그렇다	3.2
	그렇지 않다	-1.1
3. 주변 사람(가족, 친구, 상사 등)에게서 술을 너무 마신다고 비난받은 일이 있는가?	있다	2.3
	없다	-0.8
4. 적당한 양으로 그치려 해도 마시면 코가 삐뚤어지게 마시게 된다.	그렇다	2.2
	그런 일 없다	-0.7
5. 술 마신 다음 날 아침 전날 밤 일을 띄엄 띄엄 기억 못 하는 일이 있다.	그렇다	2.1
	그런 일 없다	-0.7
6. 휴일에는 거의 항상 아침부터 술을 마신다.	그렇다	1.7
	그런 일 없다	-0.4
7. 이틀 동안 취해서 일을 못 하거나 중요한 약속을 지키지 못한 일이 있다.	그렇다	1.5
	그런 일 없다	-0.5
8. 당뇨병, 간장병, 또는 심장병으로 진단되거나 치료받은 일이 있다.	그렇다	1.2
	그런 일 없다	-0.2
9. 술을 끊었을 때 땀이 나고, 손이 떨리거나 불면 등 여러 고통이 따른다.	그렇다	0.8
	그런 일 없다	-0.2
10. 사업상 필요해서 마신다.	자주 있다	0.7
	가끔 있다	0.0
	없다	-0.2
11. 술을 마시지 않으면 잠들지 못하는 경우가 많다.	그렇다	0.7
	그렇지 않다	-0.1
12. 거의 매일 3홉 이상의 반주(위스키는 1/4병 이상, 맥주병은 큰 병으로 3병 이상)를 한다.	그렇다	0.6
	그렇지 않다	-0.1
13. 술 먹고 실수하여 경찰 신세를 진 일이 있다.	그렇다	0.5
	그렇지 않다	0.0
14. 마시면 언제나 화를 잘 낸다.	그렇다	0.1
	그렇지 않다	0.0

바르비투르산(barbituric acid), 진통제, 마약, 각성제, 대마, 엽차, 커피, 담배 등을 들 수 있다. 이것들은 기분이나 사고력, 감정에 어떤 쾌감을 주는 것으로, 그 쾌감을 찾아 인간뿐 아니라 동물도 습관성에 빠져든다. 그런데 의존은 이 같은 쾌감을 주지 않는 약에 의해서도 형성된다. 항(抗)콜린 작동약, 정신 안정제인 클로르프로마진(chlorpromazine), 항우울제 이미프라민(imipramine), 마약 저해제인 날록손(naloxone), 마약 강장제인 사이클라조신(cyclazocine) 등이 그에 해당된다. 내성의 형성은 매우 일반적인 현상이나 내성이 생길 때 의존도 함께 형성되지 않을까 걱정될지도 모르지만, 반드시 그렇지는 않다.

2. 금단 증상

단주 후의 증상

며칠 동안 계속 술을 많이 마시면, 이튿날 자고 일어난 후(이는 짧은 금단에 해당) 손이 떨리며, 아무리 하여도 멈추지 않는다. 또는 작은 소리에도 놀라거나 속이 메슥거리며 구역질이 난다. 이런 증상은 술을 조금 마시면 없어지기 때문에 그날 오후는 예전처럼 다시 술을 마시게 된다. 그리고 그 이튿날 아침, 다시 전날 아침과 마찬가지 증상이 나타난다.

그런데 이 같은 일이 계속되고 있으면 손이 떨리고, 구역질이 나고 전신이 쇠약해진다. 이 외에 술을 살 돈이 없어지고 상처를 입고 감기에 걸리는 등의 이유로 이러면 안 되겠다고 생각하게 되어 완전히 단주하는 시기가 언젠가는 온다.

단주하면 보통 6~7시간은 평온무사하게 지나간다. 그러나 그 후 떨림이나 불안정뿐만 아니라, 환각, 경련, 발작, 헛소리 등 이 나타난다. 그중 떨림은 불규칙하고 심해지며, 술을 끊고 나서 며칠 후 진정된다. 환각은 있지도 않은 것이 보이고(환시), 있지도 않은 소리가 들린다(환청). 환시는 쥐나 박쥐, 작은 벌레가 벽을 기어가고, 침대 속에 들어오고, 벌레가 몸 속을 기어다니고 있는 것처럼 느낀다. 더욱이 단주할 때에는 환청, 특히 누군가 자기를 욕하고 흉계를 꾸미고 있는 소리가 들리는 것이 특징적이다.

단주할 때의 경련에도 특징이 있다. 단주하고 나서 2일 이내에 일어나는 일이 많다. 경련은 자연적으로도 일어나지만, 밝은 빛을 눈에 비추면 작고 큰 여러 경련이 일어나는 일이 많다. 술을 끊고 나서 3~4일째가 되면 눈은 뜨고 있어도 무엇을 보고 있는지 알 수 없다든가(인지의 장해), 보고 들은 것을 잘못 인지(오인)하는 상태가 나타난다. 잘못된 인식을 바탕으로 행동하기 때문에 제3자는 이해할 수 없다. 열이 나거나 땀을 잔뜩 흘리고, 맥이 빨라진다. 얼굴은 창백해지고, 모발은 거꾸로 서고, 동공이 확대되는 등 몸의 이상이 더해진다. 반대로 얼굴이 붉어지고, 구역질이 나고, 설사가 날 때도 있다. 이런 증상은 한번 시작되면 며칠간 계속된다. 그 후 자연히 없어지지만 그동안 폐렴을 일으키든가, 싸우거나 어디에 부딪쳐서 상처를 입든가, 고열이 내려가지 않거나 탈수 상태에 빠지거나 할 때 내버려 두면 10명 중 한두 사람은 죽는다. 때로는 원인 불명인 채로 급사하는 경우도 있다.

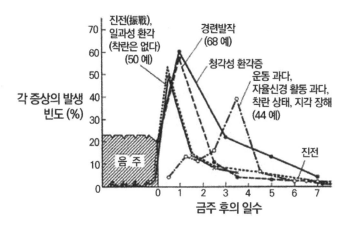

〈그림 8〉 단주한 만성 중독자에게 발생하는 증상

금단 증상의 원인

금단 증상이 음주의 금단에 의한 것으로 확실히 밝혀진 것은 최근의 일이다. 1954~1958년의 의학서를 살펴보면, 이 금단 증상은 음주에 의한다고 써 있을 뿐, 그것이 만성적인 음주의 중단(단주)에 의해 일어나는 금단 현상의 일종이라고 명쾌하게 설명된 곳은 어디에도 없다. 음주자의 경련 발작과 진전섬망(振戰譫妄: 주객섬망(酒客譫妄)이라고도 하며 술이 원인으로 활발한 감정의 변화와 운동성 불안 및 망각을 수반하는 의식 혼탁)이 단주에 의한 것이 아닌가 하는 생각(금단설, 禁斷說)은 19세기 중반에 이미 있었다. 그러나 그 후 1930년부터 1940년대에 걸쳐 이 금단설은 유럽과 미국에서는 거의 부정되고 있었다.

이 같은 상황 속에서 출발해서 연구사에 새로운 장을 펼치게 된 계기는 미국의 M. 빅터와 R. D. 아담스였다. 그들은 101명의 진전섬망 환자들을 관찰하여 분석한 결과를 보고하였다.

빅터 등에 의한 금단설의 근거는 첫째, 여러 증상이 금단 후 일정 기간 안에 발생한다는 점이다. 예를 들면, 떨림과 일과성 환각의 대부분은 24시간 내에 발생하며, 경련 발작도 대부분 2일 이내에 일어난다. 청각성 환각증의 대다수는 3일 이내에 발생하고, 운동 과다, 착란 상태, 지각 장해 등의 섬망(譫妄)과 자율 신경의 활동 과다는 3~4일 후에 일어나는 것이 많다(그림 8). 각 개인에게 이런 증상이 일어나는 순서는 떨림, 환각, 경련 발작, 그리고 마지막으로 섬망으로 나타난다.

1955년 H. 이스벨 등은 10명의 지원자에게 7일에서 8일간에 걸쳐 술을 먹이고 그 후에 단주시켜 보았다. 그 결과, 금단 증상이 뚜렷하게 재현되었으며 순서도 빅터 등이 지적한 그대로였다고 한다. 또 한 가지 알아낸 것은 혈액 속의 알코올 농도가 높을 때에는 금단 증상이 나타나지 않고, 낮아지면 비로소 나타난다는 점이었다.

금단설의 확립

단주할 때 나타나는 증상과 단주 전에 마신 알코올량이나 음주 기간 사이에는 일정 관계가 있다. 이것은 빅터 등의 분석으로 이미 밝혀져 있으나, 이스벨 등의 지원자 중에서 몇 주간밖에 마시지 않은 사람은 떨림, 구역질, 발한, 불면을 단시일 나타낸 것뿐인 데 비해, 7~18주간 계속 마신 사람이 단주한 경우에는 반수 이상에게 환각, 경련 발작 또는 섬망증이 더해졌다.

1958년에서 1969년에 걸쳐 알코올 금단 증상을 보이는 생쥐, 개, 원숭이가 실험적으로 만들어지기에 이르러 금단설은 확고해졌다. F. W. 엘리스 등의 개를 사용한 실험에서는 혈중 알코올 농도가 125~200mg%까지 내려가면 떨림이 나타나고, 50~150mg%까지 내려가면 근육이 굳어지고, 침이 나오고, 동공이 열리고, 구역질을 하고, 대소변을 보고, 0~85mg%에서 경련 발작이 나타났다. 이런 증세를 일으키는 데는 중단 전의 중독 상태가 개에게는 4~6주간, 원숭이에게는 2~3주간 필요했다.

금단 증상을 나타내는 약물은 이 밖에도 바르비투르산이나 브롬제 등이 있다. 그러나 알코올의 금단 증상은 바르비투르산보다 빨리 시작되고 짧은 기간에 소실된다. 이것은 알코올의 경우, 혈중 농도의 감소가 비교적 빠르기 때문으로 생각된다.

이렇게 심한 증상이지만 그동안에 죽은 사람의 뇌를 조사해 보면 이렇다 할 뇌 구조의 변화는 없다. 보통 현미경으로는 보이지 않는 변화이다.

금단 증상의 치료

이상과 같이 금단 증상은 일시적인 것으로 언젠가는 없어지는 것이라고 생각해도 좋다. 증상이 사라질 때까지의 길지 않은 기간 중 전신 상태를 얼마나 양호하게 유지하느냐 하는 점이 치료의 초점이 된다.

반대로 말하면, 이를 잘못하면 회복의 가능성이 있는데도 목숨을 잃어버리고 말 수도 있다는 것이다. 여기서 이루어져야 할 일은 첫째는 상처, 상처에 의한 내장의 출혈이나 뇌경막 하 혈종, 또는 폐렴, 수막염과 같은 병을 같이 앓고 있는가 아닌가를 아는 것이다. 만약 증상을 발견하면 바로 적절한 조치를 해야 한다. 둘째는 격리가 필요하다. 증상이 완전히 사라질 때까지 격리한다. 또 증상이 남아 있을 때 격리를 그만두면, 남아 있는 금단 증상의 괴로움에서 벗어나기 위해 다시 술을 마시게 되는 일이 많다. 금단 증상은 알코올이 들어가면 없어진다는 점을 염두에 두어야 한다. 셋째로는 수분, 무기물, 비타민제, 포도당 등을 충분히 보급할 필요가 있다. 금단 증상이 있을 때는 자신이 식사를 취할 수 있는 상태는 거의 아니기 때문이다. 넷째로 움직임을 줄여 체력의 소모를 방지하고 링거나 튜브 영양제 등의 조치를 쉽게 하기 위해 알코올 대체제로 금단 증상을 약화시킨다. 알코올로 생긴 의존을 알코올을 대신해서 지속시킬 수 있는 약은 알코올과 교차 내성이 있다고 한다. 디아제팜(diazepam)이라는 신경 안정제에 그런 작용이 있어서 실제로 사용되고 있다. 떨림이라든가 불안정, 동요를 완전히 억압하는 것이 목적은 아니다. 이를 무리하게 억압하려 하면 약이 상당히 필요하며, 그 때문에 호흡 마비 등을 일으킬 위험이 있다.

경련 발작에 대해서는 항경련제를 주사한다. 이것은 그리 오래 사용할 필요는 없다. 경련 발작을 일으키는 상태 자체가 며칠 뒤에는 없어지기 때문이다.

술을 끊어 보고 금단 증상이 나타나기 시작하면 그 사람의 몸은 알코올에 의존하고 있다는 것을 알게 된다. 그러나 잊어서는 안 되는 것은 알코올의 냉엄한 영향은 의존뿐이 아니라는 점이다. 어떤 의미에서는 더 심각한 사태가 의존의 그늘에 가려서 진행되고 있는 것이다. 그런 것은 다음 장에서 차분히 설명해 나갈 예정이다. 사실, 이 문제야말로 이 책의 집필 목적에 부여된 가장 큰 사명이다.

V. 신경계에 미치는 영향

1.말초 신경 장해

환자 E 씨의 경우

술의 해라면 간장을 먼저 생각하는 사람이 많을 것이다. 이때에는 의존의 문제도 두드러진다. 그러나 이 두 가지 외에 술의 어떤 해가 있는지에 대해서는 그다지 알려져 있지 않다. 첫장에서도 약간 소개했으나 다시 설명한다. 먼저, 말초 신경 장해부터 살펴보자.

먼저 하나의 실례를 들어 설명하기로 한다. 1980년 10월 내가 E 씨를 처음으로 진찰했을 때, 그는 45세였다. 20세 이후부터 청주를 매일 즐기고 있다는 술에 강한 사람이다. 10년 전에 위스키로 바꾼 이래 심할 때는 매일 한 병, 40세 이후에는 3일에 한 병을 마셔 왔고, 2년 전에 한번은 벽에 벌레가 기어다니는 것처럼 보였다고 한다. 안주는 별로 들지 않고, 술만 마신다. 식사는 아침, 저녁 두 번뿐으로 식사량은 다른 사람의 절반 정도이다. 그러나 당뇨병은 없었다. 2, 3년 전부터 양쪽 다리, 특히 발목에서 발끝까지 시큰거리고 저리며 아프다. 최근에는 손도 손가락 끝도 문지르면 시큰거린다. 뜨거운 물에 담그면 손발이 매우 아프며, 특히 발이 더 아프다.

진찰해 보니 간장이 약간 비대해져 있다. 가슴과 목의 경계, 쇄골 부근의 피부에 거미 같은 혈관이 두셋 보인다. 손바닥과 발바닥의 피부는 붉은 보라색을 띠고 있다. 이것은 간경변 때에 자주 나타난다. 무릎과 발목 사이를 하퇴(下腿: 종아리)라 하는데, 이 하퇴 밑 3분의 1부터 끝까지의 피부가 습해져 있고, 발등과 발바닥은 그것이 더욱 심했다. 이것을 수장홍반(手掌紅斑), 족저(足底)홍반이라 한다.

신경 기능의 이상

다음은 신경 기능이다. 아픈 감각은 손발의 말단 부분에서는 오른쪽도 왼쪽도 둔하다. 단순히 둔한 것뿐만이 아니고, 바늘로 찌르면 짜릿한 색다른 감각이 온다. 그러나 별로 아프지는 않다. 찬물이나 뜨거운 물이 담긴 컵을 대면 차고 뜨거운 것은 알지만 느끼는 속도가 느리다.

붓 끝으로 시험해 보면 간지러운 감각은 보통이지만 닿는 순간 짜릿하다. 손끝은 붓 끝으로 건드린 정도로는 아무렇지도 않지만 강하게 문지르면 짜릿짜릿하다. 소리굽쇠를 뼈 위에 댔을 때 느끼는 진동 감도는 발과 발가락에서 약간 둔하다. 이같이 두 손, 두 발에 마치 장갑을 끼고 양말을 신은 것같이 심하지는 않지만 뚜렷한 감각의 이상이 증명되었다.

이 밖에도 E 씨의 신경 기능에는 몇 가지 이상이 있다. 장판지를 꽉 잡으면 펄쩍 뛸 듯이 아파한다. 발가락의 움직임이 활발하지 않고, 새끼손가락이 밖으로 충분히 뻗어지지 않는다. 이 밖에 가벼운 소뇌 증상, 입을 내미는 반사, 술을 마시면 없어지는 떨림, 간 기능 장해, 적혈구의 이상이 있다. 혈액 속의 비타민 B$_1$과 B$_{12}$의 농도는 정상이다.

진단은 다발 말초 신경병, 가벼운 만성 알코올 중독, 고혈압이었다. 알코올의 만성 중독으로 상한 장기는 말초 신경과 간장이다. 또한 뇌도 영향을 받고 있다.

E 씨의 말초 신경 장해는 첫 진단 때는 그렇게 심한 증상은 아니었다. 그러나 이 정도쯤이야 하고 가볍게 생각해 버리는 것은 경솔하다.

환자 F 씨의 경우

예를 또 하나 들어 보자.

F 씨는 현재 60세이며, 어떤 회사의 영업부장을 지냈다. 20세쯤부터 55세까지 매일 밤 2홉에서 5홉의 술을 마셨다. 4년 전쯤부터 양발의 엄지발가락이 저리고, 보행 중 시큰거리며 아팠다. 이것이 점차 위쪽으로 올라오며 확대되어 다른 발가락에도 옮겨졌다. 1년 정도 뒤에는 걸으면 장딴지부터 아래가 땅겨서 딱딱해지고, 100m쯤 걸으면 아파서 걸을 수가 없다. 이 때문에 결국 회사를 사직하고, 이 병원 저 병원에 입원하여 치료를 받게 되었다.

손가락 끝도 저리고, 무겁고, 구부리면 아프다. 어두운 곳에 들어가면 몸의 동요가 심하고 도저히 걸을 수가 없다. 세수할 때는 앞으로 푹 꼬꾸라지고, 슬리퍼를 벗어도 신었는지 벗었는지 모른다. 밤에는 아파서 잠도 못 잔다. 언제부터인가 다리가 말라 가늘어지고, 성욕도 떨어지고, 발기도 안 되었다. 신장은 175㎝, 체중은 72㎏에서 62㎏으로 감소되었다. 이상과 같은 병력으로 1977년에 입원하러 왔다.

영양은 나쁜 것 같지 않다. 양쪽 다리 근육은 말라 있으나 근력은 비교적 좋다. 손발 끝의 감각은 둔해져 있고, 발목부터 끝까지는 거의 감각이 없다. 촉각, 아픈 감각, 냉온 감각, 진동 감각이 없을 뿐만 아니라 발가락을 잡아당기거나 굽힐 때 눈을 감게 한 상태에서 굽힌 방향을 물어보니 전혀 모른다. 즉 관절의 위치 감각도 잃어버렸다. 만지면 얼얼한 것은 앞의 E 씨와 마찬가지였다. 장딴지를 쥐면 아프고, 발가락 밑에는 습기가 있는데 다리 피부는 모두 건조되어 있고, 땀도 적게 난다. 두 다리로 설 수는 있지만, 눈을 감으면 그 순간부터 몸이 크게 동요하기 시작한다. 한쪽 다리로는 3~4초밖에 못 선다. 평균대 걷기, 발가락 끝으로 걷기, 발뒤꿈치로 걷기, 발뒤꿈치를 올려 웅크리는 동작이 모두 곤란하다.

F 씨는 입원 후 비타민제를 투여해서 치료했다. 1개월 지났을 때부터 감각 둔화와 마비가 조금씩 가벼워졌다. 체중은 1㎏ 늘었다.

F 씨는 다발 말초 신경병 때문에 회사를 그만두었으나, 정신적으로는 아무 문제도 없고, 사직하기 조금 전까지는 사회의 제1선에서 활약하고 있었다. 이 점을 주의해야 한다.

좀 길어졌지만, 말초 신경 장해라는 생소한 병의 내용이 어느 정도 독자의 뇌리에 스며들었으리라고 생각된다. 다음에 좀 더 설명하겠다.

말초 신경

두개골 안에는 만두 같은 모양의 뇌가 들어 있다. 뇌는 척수의 끝이 발달하여 크게 부푼 것으로 볼 수 있다. 척수는 배골

(背骨: 척주) 속에 있는 아래위로 긴 척주관 안에 들어 있다.

여기까지는 아는 사람도 있을 것이다. 그러나 별로 알려지지 않은 부분을 조금 자세히 설명해 보자.

척주는 어른의 경우, 길이 40㎝ 정도로 길고 가늘며 부드럽고 흰색을 띠고 있다. 그 끝은 대체로 제1요추(腰推)와 제2요추 사이에서 끝난다. 메스로 자르면 어느 정도 잘랐는가에 따라 다르지만, 대개 가로 폭은 굵은 곳이 1.7㎝, 앞뒤 역시 굵은 곳이 1㎝ 정도이다.

양 겨드랑이에서 작은 나뭇가지같이 가는 실 모양의 것이 많이 나와 있다. 척수의 위에서 아래까지 그것이 도처에 나와서 조금씩 모인 다발이 양옆으로 향하고 있다. 이 다발이 척주관을 만들고 있는 뼈(추골, 推骨)

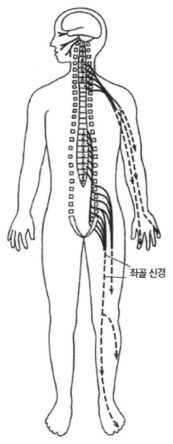

좌골 신경

〈그림 9〉 뇌, 척수, 말초 신경의 관계. 뇌와 척수에서 한 발짝 밖으로 나간 것을 말초 신경이라 한다

사이에 생긴 틈을 통해서 척주관 안에서 밖으로 나간다. 그 수는 모두 31~32가닥, 좌우를 합치면 그것의 2배가 된다. 목 부분에서 나온 것은 팔을 통해 손끝까지 간다. 허리 쪽에서 나온

것은 다리를 통해 발끝까지 가고 있다. 이것들 모두가 말초 신경계이다(그림 9).

잘 보면 뇌의 밑면(서 있을 때 아래쪽이 되는 면)에서 좌우 12개씩 신경이 나와 두개골 구멍을 통해 밖으로 나간다. 이것도 말초 신경이다. 왜 말초 신경이냐 하면 뇌, 척수, 말초 신경을 하나의 신경 계통으로 볼 경우, 그 말초 부분에 있기 때문이다. 뇌와 척수를 합쳐서 중추 신경이라 한다.

척수에서 나오는 것을 척수 신경, 뇌에서 나오는 것을 뇌 신경이라 한다.

말초 신경이란, 손에 잡아 보면 좌골 신경과 같은 폭 2cm 가까이 되는 굵은 것에서 손과 발의 작은 근육에 분포하는 운동 신경같이 가는 것까지 있으나, 의외로 강하여 조금 잡아당긴 정도로는 끊어지지 않는다. 그러나 척수나 뇌에서 나온 말초 신경 뿌리에 해당되는 부분은 부드러워 끊어지기 쉽다. 이는 든든한 보강용 섬유 성분(결합 조직 섬유)이 신경 속에 섞여 있느냐 없느냐의 차이에 의한다.

다발 말초 신경병

만성적으로 술을 마시고 있는 사람의 아픈 부분의 하나로서 이 말초 신경을 들지 않을 수 없다. 그것도 한두 가닥의 말초 신경이 아니고, 좌우의 손, 좌우의 발끝에 오는 말초 신경 모두 해당된다. 이같이 많은 말초 신경이 병에 걸리는 것을 다발 말초 신경병(다발 neuropathy)이라 한다. 음주자에게 일어나는 말초 신경 장해는 모두 이 다발 신경병의 일종이다.

음주자에게 일어나는 다발 말초 신경병은 다소의 특징이 있

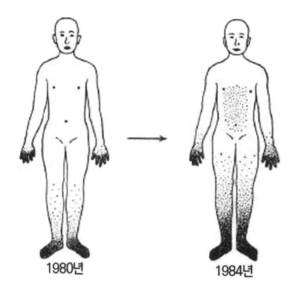

〈그림 10〉 감각 장해의 분포(E 씨의 경우)

다. 그중 하나로 손도 이 병에 걸리지만 발이 손보다 심하다. 처음에는 발에만 걸리는 일이 많다. 둘째로는 다리 중에서도 말단, 즉 발끝 쪽이 대퇴 부분보다 강하게 걸린다.

셋째로는 말초 신경의 기능 중에서도 아픔이나 차고 뜨겁다는 감각을 불러일으키는 자극을 전하는 작용이 손상되기 쉽다. 이것은 말초 신경 속에 포함되어 있는 다수의 신경 섬유(神經纖維) 중에서 이 같은 기능을 담당하고 있는 가는 것들이 병에 걸리기 쉽기 때문이다(그림 10).

이 신경 섬유 가닥은 육안으로 보이지 않을 정도로 가늘지만, 앞에서 말한 보강용의 결합 조직 섬유와는 달리, 이것이야말로 바로 신호(정보)의 전달이라는 신경의 작용을 담당하고 있는 본체인 것이다. 그중 어떤 것은 뇌에서 생겨 척수를 통해

112

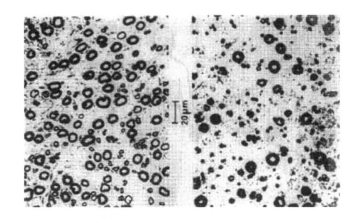

〈그림 11〉 알코올성 다발 말초 신경 장해의 말초 신경 횡단면.
왼쪽은 가벼운 증세, 오른쪽은 심한 증세, 하나하나의 신경 섬유가 크고
작은 여러 원으로 보인다. 심한 증세에서는 그 수가 줄었다

내려온 지령, 예를 들면 엄지발가락을 꽉 구부리라는 지령을
엄지발가락을 구부릴 때 작용하는 하퇴 중간과 발바닥에 있는
근육까지 전달하는 일을 하고 있다. 이런 것은 운동 기능을 지
닌 운동 신경이라 한다.

또 어떤 것은 엄지발가락 끝을 바늘로 찔렀을 때의 자극을
신호로서 척수에 전달한다. 척수에 전달된 신호는 척수를 타고
올라가 뇌로 들어가며, 뇌 속의 시상(視床)과 대뇌 두정엽(頭頂
葉)에서 아픔이 감각으로서 의식된다. 그러므로 이 작용에 관계
있는 신경 섬유를 감각 신경이라고 한다. 아픔을 느끼는 감각
과 차고 더운 것을 느끼는 감각에 관계하는 것은 비교적 가늘
다. 음주자에게서는 이것이 손상되기 쉽다. 가는 것이 어째서
먼저 병들기 쉬운가에 대해서는 잘 알려져 있지 않다. 말초 신

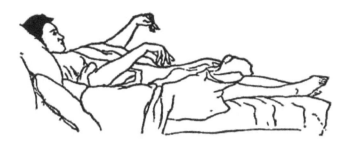

〈그림 12〉 가워스가 그린 알코올성 다발 말초 신경 장해 환자

경 장해 중에는 반대로 굵은 섬유가 걸리기 쉬운 병이나, 그
같은 선택성이 없는 것도 있다.

만성 음주에 의한 장해의 경우, 심해지면 손의 신경도 병들
고, 발과 하퇴뿐 아니라 대퇴의 신경 쪽에도 장해가 확대된다.
또, 아픈 감각과 차고 뜨거움을 느끼는 감각뿐만 아니라, 더 굵
은 신경 섬유가 담당하고 있는 손발과 손가락, 발가락의 관절
부분을 구부리고 펼 때의 미묘한 감각(관절각)과 운동 기능도
나빠진다.

신경이 병에 걸리는 것은 신경 섬유의 심지에 해당되는 부분
(축삭, 軸索)이 오그라들고 점점 파괴되어 없어지는 것으로 생각
하면 된다. 그 성질에 변화가 온 것(변성)이다.

다발 말초 신경병의 증상

2가지 실례를 들어 다발 말초 신경병의 증상을 설명하기로
한다.

밤에 뜨거운 물주머니를 깔고 잠을 잔 다음 아침에 일어나
보면 물집 같은 것이 생겨난다. 뜨거움을 느끼는 감각 신경이

둔화되어 있기 때문에 매우 심하게 데어도 본인은 잘 모르는 것이다. 또 알지 못하는 사이에 찔리거나 베인 상처를 입게 되는 일도 흔히 있다.

발바닥 근육은 말라서 발이 얇아진다. 하퇴와 대퇴도 가늘어진다. 발가락의 힘이 약해지고, 일어서거나 걷는 일이 제대로 안 된다. 비틀거리고 딛는 것이 잘 안 된다. 체중도 줄고, 발끝의 피부도 차고, 손가락 색깔 등도 붉은 보라색을 띠고, 손톱도 자라지 못하고 오그라져 보인다.

전세기 후반에 영국에서 명의로 소문났던 W. R. 가워스가 직접 그린 스케치가 있다. 음주자의 다발 말초 신경 장해가 매우 심해진 상태를 그린 것이다. 이같이 말초라 해도 무시할 수 없다. 명령 계통의 최말단이 모두 파업을 일으키면 어떻게 될 것인가 생각해 보면 결과가 자명한 일이다.

음주자에게 나타나는 신경 계통 장해 중에서 다발 말초 신경 장해가 가장 많다. 매일 청주 3홉 이상을 마시고 있는 사람이면, 10년 뒤에는 정도 차이는 있지만 그중 3분의 1이 이 상태에 빠지게 된다고 보아도 좋다. 나을 가능성과 그 치료법에 대해서는 뒤에서 모아 설명한다.

골격근의 상처

음주자에게 갑자기 일어나는 병 하나를 소개한다. 특히 대주가는 각별히 조심할 필요가 있다. 사지의 근육이 심한 아픔과 함께 쇠약해지고, 힘이 빠져서 녹초가 되어 힘을 쓸 수 없게 된다. 근육을 만지면 펄쩍 뛸 정도로 아프지만, 펄쩍 뛰고 싶어도 몸은 땅에 달라붙은 것처럼 움직여지지 않는다.

근육이 파괴되고, 죽고 녹아서 없어지기 때문에 이런 일이 일어난다. 골격근은 체중의 40%를 차지하고 있다. 다 합치면 거대한 고깃덩어리가 된다. 이것이 일시에 붕괴된다는 것은 만만치 않은 사태이다. 파괴된 근육의 성분이 혈액 속으로 한꺼번에 밀려들어간다. 즉 크레아틴키나아제(creatinekinase)나 미오글로빈(myoglobin), 칼륨과 같은 것들이다. 그중 일부는 금방 소변으로 배설된다. 혈액이나 소변을 채취해 이런 물질을 측정하면 진단에 도움이 된다. 신장에 미오글로빈이 가라앉아 신장의 기능이 나빠지고, 요독증이 함께 나타나는 경우도 있다. 이것은 이미 생명을 위협하는 상태이다.

이 정도로 심하고 위급한 것은 아니라도 근육이 좀 더 긴 시간에 걸쳐 천천히 상해받는 일도 있다. 이 경우는 별로 아프지는 않다. 근육이 마르고 힘이 빠지는 것이 주된 증상이다.

2. 척수의 장해

척수의 본체

척수(脊髓)는 척주관 속에 있는 길고 부드러운 기관이다. 이에 대해서는 이미 말초 신경 쪽에서 설명하였다. 척수의 본체는 무엇인가? 척수는 도대체 무엇을 하는가? 음주자의 척수가 상하게 된다는 얘기에 들어가기 전에, 한 가지 먼저 해 두어야 할 얘기가 있다.

척수란, 간단히 말하면 신경 섬유의 다발이다. 뇌에서 내려와서 말초 신경 쪽으로 전달되어 가는 지령, 반대로 손발 쪽에서 시작하여 뇌를 향해 올라가는 신호, 이 같은 것들이 왕래하는 큰길이라 할 수 있다.

자세히 말하면, 척수는 그 중심부에 상하로 가늘고 길게 뻗어 있는 심지에 해당하는 부분과 그 바깥쪽을 싸면서 상하로 뻗어 있는 칼집 같은 부분으로 나누어진다. 모든 것이 왕래하는 통로에 해당되는 것은 이 외포(外包) 부분이다. 이 부분은 하얗게 보이기 때문에 백질(白質)이라 한다. 심지에 해당되는 부분은 회색으로 보이기 때문에 회백질(灰白質)이라고 하며 회백질은 중계점이다. 간이 찻집이 척수 전체에 걸쳐 처마를 맞대고 죽 늘어서 있다고 생각하면 된다. 여기서 신호를 전달하는 전선(신경 섬유)이 끊어져서 일단 다음 것으로 연결되고 있는 것이다. 뇌에서 백질로 내려온 지령은 갑자기 안쪽에 있는 회백질로 들어가, 거기서 다음 전선으로 바꾸어 타고 말초 신경으로 들어간다. 말초 신경에서 들어온 신호의 일부도 훌쩍 회백질로 들어와서 거기서 시작되는 새로운 전선으로 갈아타고 백질로 나가서 올라간다.

술이 척수에 미치는 해로움

전세기 말에 한 학자가 사망한 음주자의 척수는 상했다고 하였으나 조사된 수도 적고, 술과의 관련을 분명하게 결론 내릴 만한 연구는 없었다. 그 후로도 조금씩 연구가 되어 왔으나 음주자에게 더러 나타나는 드문 현상으로 생각하는 일이 많았다.

그러나 몇 년 전부터 이런 사실을 다시 지적하는 소리가 여기저기서 나왔다. 이 같은 연구에 따라 음주자는 비음주자에 비해 척수의 백질로 전해져 올라가는 신호의 전도(傳導)가 늦어진다는 결과가 증명되었다. 척수가 상하는 상세한 과정은 아직 잘 모르지만 점차 밝혀져 나갈 것으로 보인다.

척수의 손상은 어떤 증상을 나타내는가? 첫째로는 신호의 전달 방법이 늦어지는 데서 알 수 있듯이 감각을 둔화시키는 데 역할을 하는 것으로 생각된다. 또 하나는 다리가 뻣뻣하게 되어 부드럽게 굽혀지지 않는다는 것이다. 이 때문에 음주자 중에는 걷기 힘들다고 호소하는 사람이 가끔 있다. 이 책의 Ⅰ장에서 소개한 A 씨와 B 씨가 걷기 어려웠던 원인의 일부도 여기에 있다. 척수의 병은 이렇게 다리가 뻣뻣하게 되는 데에도 관계가 있는 것으로 생각된다.

이런 사람을 진찰해 보면 몇 가지 눈에 띄는 점이 있다. 즉 무릎의 접시뼈(슬개골) 아래 움푹 들어간 곳을 망치로 치면 무릎 아래쪽 부분이 튀어 오른다. 이를 무릎 반사라고 한다. 다리가 뻣뻣해진 음주자의 무릎 반사는 보통 사람보다 훨씬 강하다. 이것을 무릎 반사의 항진(亢進)이라 한다.

환자를 침대 위에 반듯하게 눕히고 환자 오른쪽에 내가 서 있다고 하자. 한쪽 아랫다리, 예를 들면 오른쪽 다리의 대퇴를 왼손으로 가볍게 아래부터 싸서 오른손으로 발목의 바로 위를 강하게 쥐고 왼쪽, 즉 환자의 몸통과 머리 쪽을 향하여 갑자기 확 눌러 환자의 아랫다리를 무릎 관절에서 굽히면 보통 사람은 문제없이 무릎이 구부러진다.

그러나 다리가 뻣뻣해진 사람은 굽히려 할 때 강한 저항이 있다. 그러나 그것도 한순간 지나가는 사이에 이윽고 힘이 쭉 빠진 것처럼 무릎이 구부러진다. 이 과정은 펴진 잭나이프를 접어 넣을 때의 느낌과 비슷하다. 처음에는 저항 때문에 강한 힘이 필요하지만, 이윽고 저항이 약해져 접혀서 칼집 속으로 찰칵 들어가는 그런 감촉이다. 따라서 앞에서 말한 무릎 굽히기를 잭나이프 현상이라 한다.

잭나이프 현상과 무릎 반사의 항진을 나타내는 것은 척수 또는 그 위쪽으로 이어지는 뇌의 특정 부분에 기능 저하가 생겼을 때이다. 근육은 이 때 경련한 것처럼 빠르고 강하게 수축하기 때문에 경축(痙縮) 상태에 있다고 한다. 이 경축이 강하면 걸을 때, 하지(下肢)는 뻣뻣해지고 발끝이 돌아오는 동작이 나빠지고, 발꿈치가 방바닥에서 떠오르는 느낌이 든다. 이 책 첫머리에 소개한 환자 B 씨의 증세는 그런 상태에 가까웠다. 이것에 매우 가벼운 증상도 포함하면, 3~4홉의 술을 10년 이상 계속 마신 사람 10명 중 1명에게 나타나는 증상이다. 치료법에 대해서는 뒤에 기술한다.

3. 소뇌의 장해

환자 G 씨의 경우

뇌는 대뇌와 소뇌로 되어 있고, 대뇌가 좌우의 반구(半球)로 나뉘어 있다는 것을 아는 사람이 많을 것이다. 소뇌의 기능이 발달한 사람은 운동을 잘한다고 널리 알려져 있다. 이것들은 모두 맞는 말이다. 다만, 앞에서 말한 바와 같이 뇌에는 대뇌, 소뇌 외에 뇌간(腦幹) 및 그 위로 좌우 대뇌, 반구 사이에 있는 간뇌(間腦)라는 부분도 존재하며, 소뇌에도 좌우의 반구와 그 사이에 끼어 존재하는 소뇌충부(小腦蟲部)라는 부분이 있다.

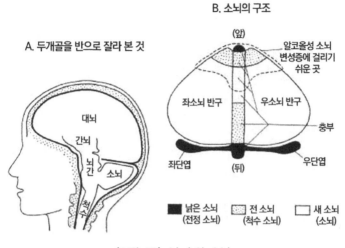

B. 소뇌의 구조

(앞)

알코올성 소뇌
변성증에 걸리기
쉬운 곳

좌소뇌 반구   우소뇌 반구

충부

A. 두개골을 반으로 잘라 본 것

대뇌

간뇌

뇌
간   소뇌

척수

좌단엽   우단엽

(뒤)

■ 낡은 소뇌   ▨ 전 소뇌   □ 새 소뇌
(전정 소뇌)   (척수 소뇌)   (소뇌)

〈그림 13〉 뇌 속의 소뇌

그러면 음주자의 소뇌가 병드는 것은 어떤 것일까? 운동을 잘
하지 못하게 되는 것일까? 여기서도 우선 실례를 들도록 하자.

G 씨는 54세로 큰 회사의 영업부장이며 외국 근무가 길었
다. 부인은 유럽인이다. 20살 때부터 매일 술을 즐기기 시작했
으며, 처음에는 하루 2홉 정도였다. 34살 때 체코슬로바키아에
간 것을 시작으로, 지금까지 20년간 8회, 합계 14년간 외국
출장을 하고 있다. 세계를 돌아다니고 있으며, 러시아와 동유럽
여러 나라가 그 절반을 차지한다. 외국에 머무르는 동안은 혼
자 부임될 때가 많다.

식사는 밥과 간장 같은 간단하고 검소한 식사로 편식이 심하
고, 술만 마셨다고 한다. 체코슬로바키아에서는 중간 크기의 병
맥주를 2년간 매일 9병 정도 마셨던 적도 있다. 포도주 한 병
정도는 매일 마시고 있었다고 한다. 압생트(absinthe: 향쑥 또는

다른 쓴맛을 내는 약초의 추출액으로 60%의 알코올을 함유한다), 보드카를 마시는 일이 많고 헝가리에서는 펄린커(palinka), 체코 슬로바키아에서는 슬리보비차(sliwowica: 폴란드 술)도 마셨다. 그러나 귀국해서는 청주 2홉 정도였던 것 같다.

4, 5년 전 50세 전후 때부터 춤추던 상대를 안고서 회전하는 동작을 못 하게 되고, 똑바로 앞으로 걷기가 어려워지고, 글씨 쓰는 일도 어렵게 되었다. 증상은 조금씩 더해져 가는 것으로 느껴지고, 보행 중 방향을 전환하는 순간 어지러워서 방향을 알 수 없게 된다. 손이 떨리지는 않지만 선을 긋고 멈추려 하여도 멈출 수 없는 등 글씨를 쓰기 어려워지고, 손끝이 굳어지는 느낌이 들어서 수저도 사용하기 어렵다. 입도 제대로 움직여지지 않아 얘기를 하는 데 노력이 필요하다. 또 최근 3년 간은 발기도 되지 않게 되었다. 3개월 전부터 다이어트를 하며, 아침과 점심 식사를 거르고, 저녁은 있는 대로 먹고, 술만 마시니 70kg의 체중이 61kg으로 줄었다. 부장직도 최근에는 수행하지 못하게 되었다고 한다.

검진 결과

그러면 검진 결과를 살펴보자. 입을 내미는 반사는 강한 양성이었다. 언어를 빠르게 하면 혀가 꼬부라진다. 상지(上肢) 쪽은 힘도 있고 별로 이상이 없다. 즉 목표물에 접근하도록 명령받은 손가락이 목표 가까이 왔을 때 조금 떨리며, 한곳을 손가락으로 반복하여 톡톡톡 두드리게 하면 조금 느리고 불규칙해진다. 그런데 다리 쪽은 그렇지 않다.

걷게 해 보면, 좌우 다리 사이가 때때로 10㎝ 이상 벌어진다. 때로는 옆으로 쏠려 나가기도 한다. 방향을 바꿀 때는 약간 불안정해진다. 평균대 걷기는 2, 3보만에 떨어지고 만다. 한 발로 서기는 오른쪽은 2초, 왼쪽은 3초밖에 계속할 수 없다. 웅크리고 뒤꿈치로 서는 일은 안 된다. 뒤꿈치로 한곳을 반복해서 두드리게 해 보니 느리고 불규칙하다.

X선 컴퓨터 단층 촬영을 해 보니, 소뇌의 표면에 있는 홈이 넓고 깊게 파여 있는 것이 뚜렷하게 보인다. 뇌간도 어느 정도 말라 있다. 대뇌는 거의 변화가 없다.

2개월 후 찾아온 G 씨는 술을 끊고, 편식을 피하고 비타민제를 복용한 결과 증상의 진행은 멈추었지만 좋아지지는 않았다. 58kg까지 떨어졌던 체중은 60kg까지 회복되었다. 금주를 계속하면 다시 일할 수 있을 것으로 판단되어, 본인에게 설명하니 본인도 잘 이해한 듯했으나, 그 뒤 모습을 보이지 않았다.

이 사람은 소뇌가 병든 것 외에, 척수에도 문제가 다소 있는 것 같았다. 그러나 말초 신경은 잘 보존되어 있었다. 대뇌는 어느 정도 영향을 받고 있으나 심한 편은 아니었다.

소뇌의 본체

여기서 소뇌를 좀 더 자세히 살펴보자. 소뇌는 후두부(後頭部) 아래에 있고, 두개골 뒤쪽에서 열면 바로 거기 존재한다. 주먹만 한 크기이다. 두개골 속의 공간(두개강, 頭蓋腔)은 텐트처럼 중간이 튀어 올라온 두껍고 딱딱한 막에 의해 상하로 나뉘어 있다. 위쪽 칸은 크고 대뇌가 들어 있다. 아래쪽 칸은 작고, 두개강 뒤의 아래쪽에 있으며 소뇌가 들어 있다. 소뇌는 뇌간의 배후에 착 달라붙어 있다(〈그림 13〉의 A).

122

소뇌는 운동을 미약하게나마 조정하는 곳이라 할 수 있다. 예를 들면 한 손의 동작을 생각해 보자. 눈앞에 있는 아름다운 장미꽃을 꺾으려는 오른손이 손을 뻗어 꽃에 접근한다. 드디어 꽃 가까이에 이르면 멈추어 손가락을 벌려서 꽃가지를 잡고 꺾는다. 이 일련의 동작이 멈춰지지 않고 원활하게 잘 이루어지려면, 오른팔과 손에 있는 다수의 근육이 어떤 것은 강하게, 어떤 것은 약하게 움직여야 한다. 그것들이 전체적으로 조화를 유지하면서 상호 협력해야 비로소 손으로 꽃을 꺾을 수 있다. 만약 오른쪽 소뇌 반구에 장해가 있으면 이상의 동작은 매우 부자연스럽게 되어 아마 꽃을 지나칠 것이다. 꽃을 꺾기 전에 아름다운 꽃잎을 망가뜨려 버리게 될지도 모른다. 대뇌에서 나온 꽃을 꺾으라는 지령이 소뇌로 전달되어, 그 동작을 완전히 이루기 위해 필요한 약한 조종의 신호가 소뇌에서 다시 나온다. 여기까지 도달하기 위해서는 미숙한 시행착오 과정을 통해서 오른쪽 상지 근육과 관절에서 들어오는 상지의 구부러지는 정도, 비트는 방식에 따른 시시각각의 정보가 소뇌 안으로 반복하여 흘러 들어가 약한 조정 패턴을 완성해 간다. 이같이 미묘한 손 움직임의 약한 조정은 신(新)소뇌에서 이루어지며 대뇌와 빈틈없는 연락을 이루고 있다. 사람과 영장류에게 잘 발달된 소뇌로 새로운 부분이다.

보행 장해
그러나 음주자에게서 상하기 쉬운 곳은 소뇌의 반구 중에서도 앞의 위쪽 부분이다. 이 부분과 인접하는 소뇌충부의 부분(충부의 상부)이 음주자에게서 가장 심하게 상하는 곳이다. 이

위

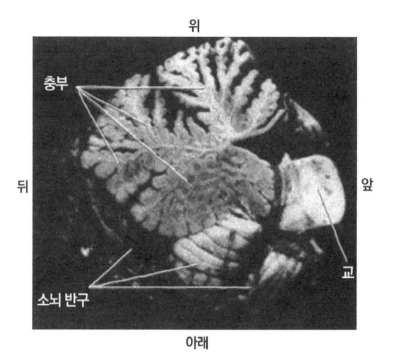

충부

뒤

앞

교

소뇌 반구

아래

〈그림 14〉 알코올성 소뇌 변성증의 한복판 시상(矢狀) 단면

부분은 네발짐승의 네 다리에 의한 보행, 두 발로 서는 인간이
나 영장류가 보행할 때 약간 단순한 반자동적 움직임의 약한
조정을 담당하고 있다. 그러므로 음주로 소뇌가 상했을 때는
먼저 잘 걸을 수 없게 된다.

소뇌가 상한 음주자가 가장 싫어하고 힘들어하는 것은 평균
대 위를 걷는 일이다. 바닥에 선을 하나 그어 놓고 그 위를 걷
게 해도 좋다. 특히 한쪽 다리의 발톱 앞에 발뒤꿈치를 대어
놓고 다음에는 그 발의 발톱 끝에 반대쪽 발뒤꿈치를 갖다 놓
게 한다.

이 같은 동작을 되풀이하여 전진한다. 이렇게 걷는 것을 발 붙여 걷기라 한다. 두 마리의 말을 세로로 연결하여 끌게 하 는 마차를 탠덤(tandem)이라 하는데, 좌우의 발을 붙이는 방 법이 이와 비슷해서 탠덤 걷기 라 한다. 음주자는 탠덤 걷기가 잘 되지 않는다. 한 발자국, 두 발자국 움직이는 중에 바깥으 로 탈선하여, 평균대 위에서는 바로 굴러떨어져 버리게 된다. 따라서 술의 영향이 소뇌에 와

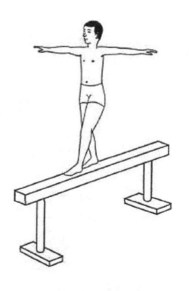

〈그림 15〉 평균대 걷기

있는지 어떤지 알고 싶은 사람은 이 시험을 해 보기 바란다. 단, 굴러떨어지면 위험하므로 평지 위에서 선을 긋고 그 위에 서 발 붙여 걷기를 하는 것이 좋다(그림 15).

이런 사람이 넓은 장소에서 좋을 대로, 가장 걷기 쉽도록 걷 는다면 어떤 걸음걸이를 할까? 몇 번이고 갔다 오게 해서 그 걸음걸이를 관찰해 보자. 우리 신경내과 의사가 매일 진찰실에 서 하고 있는 가장 일반적인 실험이다. 이것을 앞 또는 정면 뒤에서 보자. 좌우의 발 사이가 옆으로 벌어져 있다. 즉 넓적다 리 사이에 무엇인가 끼어 있는 듯한 걸음걸이를 하고 있다. 이 를 광기성(廣基性) 보행이라 한다.

잘 살펴보면 상체가 부자연스러워지고 전후좌우로 불규칙하 게 동요된다. 환자의 중심이 동요하고 있는 것이 틀림없다.

돌 때는 특히 불안하다. 만약 양다리 사이가 붙어 있으면, 옆으로 흔들릴 때 중심은 다리 옆으로 쏠려 몸은 심하게 기울어진다. 다리를 옆으로 넓게 벌려 놓으면 중심이 다리를 넘어 옆으로 쏠려 나가는 것은 피할 수 있을 것이다. 그렇다면 광기성이 되는 것은 일종의 보상 행위로 볼 수 있다. 그 때문에 환자는 옆으로 넘어지는 것을 면하고 있는 것이다. 따라서 동요가 심한 사람, 즉 소뇌 기능이 심하게 상한 사람일수록 광기성의 정도는 심해진다.

최근에 서 있는 사람의 몸의 동요를 정확하고 정량적으로 기재하는 방법이 고안되었다. K. H. 모리츠(1979)는 만성 음주자는 매초 3회 흔들리는 것이 특징이고, 흔들림은 눈을 감았을 때 더 심하다고 했다. 그리고 이것은 자세 반사가 너무 강하기 때문에 일어난다고 했다. 건강한 사람에게 술을 마시게 했을 때 나타나는 동요도 이와 비슷하다는 점도 밝혔다.

나의 관찰과 생각으로는 3~4홉 음주자 12명 중 1명 정도는 이런 종류의 소뇌 장해가 있는 것 같다. M. 빅터는 미국 동부의 어느 병원에서 음주자로서 사망하지 않은 일반 사체를 3,584구 조사한 결과, 그중 144구(4.1%)에서 술에 의한 소뇌의 변화가 보였다고 보고했다. 그런데 일본의 한 정신병원에서 같은 방법으로 조사한 결과, 618구 중에서 알코올성 소뇌 변성증은 불과 0.16%(1구)뿐이었다는 보고가 있다(1955~1984). 일본에서는 왜 이렇게 적게 나왔는지, 어째서 나의 진찰 결과와 크게 다른지, 좀 더 정확한 방법으로 밝혀야 할 필요가 있다.

126

소뇌가 마르는 것

알코올 때문에 소뇌가 병들어 마르는 것은 어떤 변화가 일어나기 때문인지 살펴보자.

대뇌도 그렇지만, 소뇌도 표면에 많은 홈이 있다. 대뇌의 홈은 불규칙적으로 되어 있어서 비전문가의 눈으로는 어느 것이 어느 것인지 전혀 알 수 없으나, 소뇌의 홈은 지도에서 보는 산의 등고선같이 좌우 대칭의 평형으로 배열되어 있다. 소뇌의 홈은 참호처럼 단순한 것은 아니고, 몇몇 기복을 통해 홈의 바닥에 도달하며, 다시 몇몇 기복을 통해 홈을 기어 올라가게 된다. 이 복잡하고 여러 갈래인 홈 덕분에 주먹만 한 소뇌의 표면적은 2,000㎠나 되며, 홈이 전혀 없는 경우의 10배나 된다고 한다.

소뇌의 표면은 소뇌 피질(皮質)이라 하며, 중간에 있는 소뇌 수질(髓質)과 구별된다. 피질은 신경 세포가 밀집해 있는 곳이다. 수질은 신경 세포에서 돌기로서 나와 달리는 전선에 해당되는 신경 섬유의 밀집 부분이다. 소뇌의 피질은 3층으로 되어 있다. 한가운데의 층에는 푸르키네(Purkinje) 세포라는 큰 신경 세포가 한쪽에 서양배를 눌러 넣은 것같이 존재한다. 이 세포는 신체의 활동이 지나치지 않도록 브레이크를 거는 역할을 하고 있다. 알코올로 소뇌가 말라 갈 경우, 이 푸르키네 세포가 하나하나씩 탈락해 나간다. 살아남아 있는 것도 위축되어 작아진다. 무엇인가 가운데서 성질이 변하고 있는 것이 틀림없다. 이런 결과로부터 알코올에 의한 소뇌의 장해는 알코올성 소뇌 변성증(變性症)이라 한다(그림 16).

푸르키네 세포는 풍부한 가지를 소뇌 피질의 가장 가까운 층

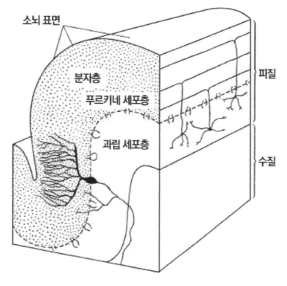

소뇌 표면

분자층

푸르키네 세포층

과립 세포층

피질

수질

〈그림 16〉 미세한 소뇌의 구조

으로 보내고, 긴 한 가닥의 돌기가 바로 아래층을 관통해 소뇌 피질의 심부(深部)로 향한다. 그러므로 푸르키네 세포가 죽으면 이들 가지도 말라 버린다. 그 때문에 소뇌 전체가 말라 간다. 소뇌 피질의 3개 층 중 가장 깊은 층에는 다른 종류의 신경 세포가 몇 겹이나 서로 겹쳐서 존재한다(이를 과립 세포라 한다). 이것도 언젠가는 상해 간다.

푸르키네 세포와 과립 세포는 왜 죽어 가는가? M. 빅터는 가벼운 알코올성 소뇌 변성증은 다음에 설명하는 베르니케 (Wernicke) 뇌병 환자의 경우와 똑같기 때문에 베르니케 뇌병 과 같이 비타민 B_1이 결핍된 결과로 일어나는 것으로 보았다. 과연 그런가, 그렇지 않으면 알코올이 스며들어 직접 작용하기 때문인가? 이 문제는 뒤에 다시 논의할 예정이다.

128

4. 대뇌의 장해

대뇌가 시들어 간다

좋은 표현은 아니지만 "매실 장아찌 할매"라는 말이 있다. 만들어서 오래 놓아두어 시들어서 쪼그라들고 주름이 생긴 매실 같은 피부의 노파를 비웃는 말이다. 늙으면 시들고 쪼그라든다. 이것은 자연의 섭리로서 당연한 일이다. 그러나 비교적 젊은데 주름살이 생기면 남의 눈을 끈다. 뇌에 있어서도 그렇다.

술꾼의 뇌가 말라 있다는 것은 전부터 지적되고 있었다. 비교적 젊은 나이에 죽은 술꾼의 뇌를 병리 해부해 보면, 전체가 말라 위축되어 있고, 표면에 있는 홈이 넓고 깊게 파여 있다. 또 뇌 속에 있는 뇌실(腦室)이라는 공간(수액이라는 물이 여기를 채우고 있다)이 넓게 커져서 이것이 젊은 사람의 뇌인가 할 정도로 무게도 가벼워진 것이 눈에 띈다. 그러나 아무나 다 해부해 볼 수는 없으므로 이 변화가 세상에 어느 정도 폭을 가지고 있는지는 잘 모른다.

오늘날 널리 보급되어 있는 X선 컴퓨터 단층 화상법이 1970년대 후반에 등장했다. 이에 따라 뇌가 얼마나 오그라들었는지 살아 있을 때 알 수 있게 되었다. 즉 뇌 속을 쉽게 살펴볼 수 있게 된 것이다. 이 때문에 예전에는 알 수 없었던 일, 즉 술꾼의 뇌 위축 모습도 밝힐 수 있게 되었다. 그것에 따르면 뇌 속에서도 전두엽이 마르는 것이 두드러져 보인다. 그 밖에 소뇌 앞의 윗부분도 가끔 마른다. 소뇌가 마르면 앞에서 설명한 보행 장해를 수반한다. 전두엽이 마르면 자제심의 결여, 화내기, 충동적 행위 등이 나타난다. 우리의 조사로는 3홉 이상을

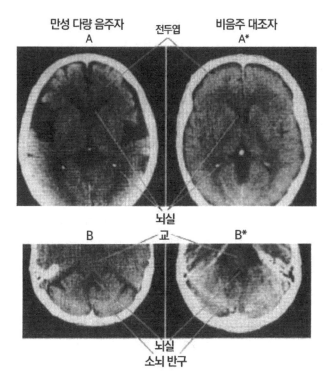

<그림 17〉 알코올성 뇌 위축의 X선 컴퓨터 단층 화상
A는 만성 다량 음주자의 대뇌, 전두엽에 현저한 위축을 보인다.
A*(비음주 대조자)와 거의 같은 단면이다.
B는 만성 다량 음주자의 소뇌 위축. B*와 거의 같은 단면이다.
A*, B*는 술을 마시지 않는 거의 같은 연령자의 머리

마시는 음주자의 절반 정도가, 정도의 차이는 있으나 뇌가 마르고 있다.

환자 H 씨의 경우

H 씨의 예를 들어 보자.

H 씨는 47세로 대학 교직에 있다. 20세경부터 매일 밤 청주 5~6홉을 즐기고 있었으나, 5년 전부터는 어느 정도 줄어들었다.

3개월 전부터 계단을 오르내리는 것이 힘들고 발이 무거워서 보행이 잘 안 된다. 들어 보니, 1년 반쯤 전에 계단에서 굴러 오른쪽 머리를 부딪쳤다고 하니, 그때부터 발이 굳어졌는지도 모른다. 1985년 7월의 초진 때였다.

걸음걸이는 광기성 보행이었다. 발 붙여 걷기, 한쪽 발로 서기가 불안정하다. 그리고 양다리의 무릎 반사가 비정상적으로 강하고 왼쪽 다리 힘이 약간 약하다. X선 컴퓨터 단층 촬영으로는 전두엽의 피질이 심하지는 않으나 좀 말라 보였다. 뇌실도 어느 정도 컸다. 소뇌의 위축은 그렇게 두드러져 보이지 않았다.

이 사람의 걸음걸이는 광기성일 뿐만 아니라 걸음 폭이 좁고, 방향 전환 때에는 종종걸음으로 조금씩 걷는다. 뒤를 향해 어깨를 밀면, 그대로 뒤로 돌진하여 멈추지 못한다. 왼발을 좀 질질 끈다. H 씨는 그 후 보행 중 발이 움츠러들어 앞으로 나가지 못하게 되었다. 이럴 때, 다리 앞에 눈에 띄는 것을 놓으면 그것을 보면서 갑자기 다리가 나와 그것을 타고 넘는다. 이른바 모순 운동이라는 흥미로운 현상이다. 초진한 지 약 1년 뒤부터 지팡이를 사용하게 되었다. 그래도 가끔 넘어져 얼굴을 다치기도 한다. 한번은 요추의 골절까지 있었다.

대뇌와 보행 장해

H 씨의 가장 큰 문제는 보행 장해이다. 성질상으로는 대뇌의 전두엽이 상했을 때 나타나는 결과에 가깝다. 사실 전두엽은

약간 말라 있었다. 전두엽 위축의 원인이 될 만한 다른 병은 없는 것 같았다. 다리가 움츠러지는 것은 파킨슨병에서 볼 수 있지만, 파킨슨병의 다른 특징은 H 씨에게서 보이지 않는다. 혈압도 높지 않다.

나는 H 씨의 전두엽이 마르는 것은 오랫동안 술을 마셨기 때문이라 생각하여 현재의 상태를 주시하고 있다. 소뇌와 척수도 좀 나빠진 것 같다. 그러나 H 씨의 보행 장해의 주원인은 역시 전두엽의 장해에 의한 것으로 생각된다. 소뇌와 척수가 잘못되어 종종걸음이나 안짱다리가 될 리는 없기 때문이다.

또 다른 환자 L 씨에 대해서도 간단히 살펴보자. 다만 L 씨는 H 씨보다 뇌의 위축이 훨씬 현저하다는 것, 다음에 언급할 P300의 출현이 불량하다는 것을 우선 말해 둔다.

L 씨는 74세, 역시 대단한 대주가로서 지금도 계속 마시고 있다. 그만두려 하지도 않는다. 그러나 금단 증상 같은 것이 나타났다는 얘기는 아니다. 이른바 술을 좋아해 온 건강한 사람이다. 그러나 잘 진찰해 보면 다발 말초 신경병 증세는 있다.

그런데 술을 그만두면 뇌의 위축이 어느 정도 회복된다고 한다. 음주자에게는 구원이 되는 보고이다. 이런 일은 X선 컴퓨터 단층 촬영이 출현하기 전에는 전혀 알 수 없었다. 그러나 나 자신은 아직 이런 종류의 회복을 확인한 경험이 없다.

청각 반응 장해

사람의 귀에 들어온 소리는 외이도(外耳道)의 안쪽을 막고 있는 고막을 진동시킨다. 그 진동은 중이(中耳)에 있는 작은 3개의 뼈를 거쳐서 안쪽으로 진행하여 중이의 안쪽에 있는 달팽이 모양을 한 소용돌이 바깥쪽 끝에 도달하여, 그 속에 들어 있는 액체를 파도치게 한다. 이 파도는 소용돌이를 따라 점점 안쪽 깊이 파급된다. 그 과정에서 액체 내로 튀어나온 파동을 감지하는 장치를 진동시킨다. 이 자극은 거기에 분포되어 있는 청각 신경에 의해 뇌로 옮겨진다. 이런 과정을 통해 사람은 소리를 감지한다.

뇌에 들어간 뒤에는 일정한 경로로 대뇌의 측두엽으로 보내져 비로소 소리로서 인식된다. 그에 따라 그 인근 영역에 도달하여 무슨 소리인지 인식된다. 뇌는 그때 인식하였다는 신호를 보낸다. 소리를 듣게 하고 나서 약 0.3초(300밀리초) 후에 나타나는 플러스 전위라는 의미로 이를 'P300'이라 한다. 청각성 유발 전위의 한 성분이다. 음주자에게서는 이 신호의 발생이 늦어지는 경향이 있다. 이것은 우리의 최근 미발표 연구 결과이다. 미세한 수준에서 보면 대뇌가 말라서 위축되는 것은 역시 소뇌의 경우와 비슷하여 신경 세포 수가 줄고, 살아남은 것도 오그라들고 있다.

음주자의 여러 가지 병

음주자에게는 여러 가지 함정이 있다. 여기서 논하는 베르니케병과 코르사코프(Korsakoff)병 등도 그중 하나이다. 이 병들은 모두 원래는 음주자의 병으로 생각되고 있었으나, 훨씬 뒤에 각 원인들이 밝혀져서 반드시 음주자에게만 나타나는 병은 아닌 것으로 알려졌다. 이런 결과 자체가 간접적으로 음주가 여러 가지 사태를 일으킨다는 것을 증명해 주고 있다.

베르니케병의 증상 중 가장 빨리 나타나는 것은 눈동자 움직임의 이상이다. 눈동자가 심하게 흔들리는 경우도 있다. 움직임이 나빠지고, 물체가 2개로 겹쳐져 보이는 일도 있다. 좌우의 눈동자가 오른쪽으로는 움직이지 않게 되는 일도 있다. 이에 따라서 발이 휘청휘청 불안정하여 제대로 걸을 수 없게 된다. 이윽고 원래 상태를 되찾고, 무슨 말인지 모르는 소리를 지껄이는 등의 착란 상태가 나타난다. 기억력도 나빠진다. 병이 빠르게 진행할 때는 이들 증상이 한꺼번에 일어나는 것처럼 보이기 쉽다. 베르니케병은 뇌에만 걸리는 것이 아니고, 심장 등 순환기 계통에도 나타난다. 이 병은 맥박이 빨라진다. 몸을 움직여 일을 하거나 계단을 올라가거나 하면 숨이 차고, 숨이 가쁘다. 일어서면 실신할 정도가 되는 증상이 수반되기 쉽고, 심전도(心電圖)에도 이상이 나타난다. 적절하게 치료하지 않으면, 10명 중 1명이나 2명은 죽는다. 베르니케병은 비타민 B_1 결핍이 직접적인 원인이 된다. 그러므로 비타민 B_1을 바로 투여해야 한다.

코르사코프병은 베르니케병과는 또 다른 의미를 갖는다. 착란 상태와 기억력이 저하되는 것은 마찬가지이지만, 눈동자의 움직임은 나빠지지 않는다. 기억력 저하는 베르니케병보다 심하고 오래 계속된다. 이 때문에 자력으로 사회생활을 영위해 나갈 수 없는 경우가 많다.

펠라그라(pellagra) 뇌증, 니코틴산(nicotinic acid) 결핍성 뇌증도 있다. 모두 의식이 혼탁해진다. 니코틴산 결핍성 뇌증이 더 많으며, 증상도 무겁다.

또 마르키아파바-비냐미(Marchiafava-Bignami)병이라는 것이 있다. 1903년에 처음 보고되었다. 원래 이탈리아에서 조제(粗

製)한 적포도주를 마신 남자들에게서 잘 일어나는 병으로 알려져 있으나, 지금은 이러한 조건들이 모두 절대적인 것은 아니라고 알려졌다. 착란, 멍청함, 경련 발작, 떨림, 근육의 경직, 마비, 의욕 감퇴, 무언, 무행동, 혼수 등이 일어난다. 좌우 대뇌 반구 사이를 연결하고 있는 탄탄한 대들보 같은 구조(뇌량, 腦梁) 속에 벌레가 파먹은 듯한 증세가 발생한다.

그런가 하면, 교중심 수초 파괴증(橋中心髓鞘破壞症)이라는 어려운 이름의 병도 있다. '교(橋)'란 좌우 소뇌 반구 사이에 걸려 있는 다리라는 의미로, 뇌를 앞쪽 밑에서 보면 그렇게 보인다. 이 교 위는 중뇌(中腦), 교 밑은 연수(延髓)이다. 이 교 한가운데에 벌레 파먹은 자리가 생기는 병이다.

수초란 신경 한 가닥 한 가닥(신경 섬유)이 싸여 있는 칼집(초, 鞘)을 말한다. 교중심 수초 파괴증에서는 이 칼집이 파괴된다. 칼날 본체에 해당되는 신경의 실은 파괴되지 않고 그대로 남는다. 이 병은 상당히 급속히 일어난다. 즉 좌우 손발이 모두 마비되고, 거기에 혀와 목의 근육도 움직이지 않게 되고, 심할 때는 얼굴 근육도 움직이지 않게 되어 가면과 같은 모습이 되는 경우도 있다. 눈동자도 좌우로는 움직이지 않는다. 상하로는 움직인다. 움직이려고 하는 의지가 있어도 몸 안의 근육이 철사로 묶어 놓은 것처럼 움직여 주지 않는다. 이같이 움직임을 상실한 상태는 교라는 작은 부분의 병으로 일어날 수 있다.

이 병은 1959년에 처음 보고되었다. 병의 존재가 확인되고 나서 보고 상황을 보면, 그렇게 드문 병은 아닌 듯하다. 그러면 왜 비교적 최근까지 예민한 병리학자의 눈에 띄지 않았을까 하는 것이 하나의 수수께끼가 되어 왔다. 그러나 이 수수께끼는 최근의 연구로 조금씩 풀리고 있다. 지나친 음주에 따른 불충분한 영양 섭취로 혈청 속의 나트륨 농도가 비정상적으로 낮아졌을 때, 생리 식염수를 정맥 주사하여 농도를 급속히 상승시키면 이 병이 일어나는 것을 알아냈다. 이 주사가 한창 보급된 것은 1950년대 이후부터이다.

　이 정도로 대략 이 장을 끝낸다. 만성적인 음주의 결과로 신경 계통이 널리 상하는 것을 이해하였으리라 생각된다. 다음 장에서는 내장, 혈관, 태아에 미치는 해에 대해 각 전문가의 의견을 참고하여 서술할 것이다.

VI. 내장, 혈관, 태아에 미치는 해

1. 간장에 미치는 해

음주에 의한 간장의 혼란

간장은 취하는 장소는 아니다. 우리가 취기에 몸을 맡기고 있는 사이에 간장은 말없이 부지런히 알코올을 처리하고 있다. 뇌는 간장의 처리 능력에 넘치는 알코올을 소화관에게 섭취하도록 명령하고 자신은 도취해 버리는 것이다.

간장은 들어온 알코올을 순식간에 처리하여 우선 아세트알데히드로 바꾼다. 다음에는 이것을 아세트산으로 바꿔 놓는다. 알코올이 아세트알데히드가 되고, 아세트산이 되는 과정에는 NAD(nicotinamide-adenine dinucleotide)라는 알코올의 산화 처리에 필수적인 윤활유, 또는 반응 촉진제(신진대사 촉진 물질)가 다량 필요하다. NADPH(nicotinamide-adenine dinucleotide phosphate: 환원형)라는 별도의 윤활유도 필요하며, 특히 대량의 알코올을 처리할 때는 더 그렇다. 그러나 이 윤활유는 간장 속에 있는 것이 아니다. 또 이것은 간장에서 이루어지는 중요한 물질의 합성과 분해라는 다른 화학 과정에도 필요하다. 이 윤활유가 없으면 구연산 회로-호흡 사슬이라는 살림마저 움직이지 않게 된다. 에너지의 발생은 없어지고, 체온을 유지할 수 없게 될 뿐만 아니라 손발의 운동은 물론 심장조차도 움직이지 않게 된다.

간장의 소임은 알코올을 처리하는 것만은 아니다. 윤활유의 부족에 의한 혼란은 대량의 알코올을 처리할 때에 특히 강하게 일어난다. 흠뻑 취한 상태에 있는 사람의 간장은 그 같은 혼란 속에 있는 것으로 보면 된다. 간장뿐 아니라 몸속이 간장에서 오는 혼란의 영향을 받고 있다.

알코올은 뇌의 막에 작용하여 막혼란을 일으킨다. 그런데 막은 뇌세포에만 있는 것이 아니고 전신의 세포에 있다. 몸의 여기저기에 있는 세포는 서로 구조와 기능이 다르므로, 알코올의 작용이 전신에 동일하게 미치는 것은 아니나 반드시 어떤 영향인가를 받게 된다. 알코올은 전신에 직접, 간접으로 혼란을 일으키는 시끄러운 존재인 것이다.

간장의 활동 변화

만성적으로 술을 계속 마실 경우, 간장의 작용은 어떻게 변하는가?

가장 먼저 말할 수 있는 것은 알코올의 처리 능력이 향상된다는 점이다. 이것은 앞에서도 언급한 알코올 처리의 두 번째 기구의 기능 확충에 의한 것으로, 첫 번째 기구는 오히려 축소되어 있다. 이같이 하여 처음의 알코올 양보다도 많은 알코올을 처리할 수 있게 되지만, 그 결과로 생긴 아세트알데히드를 처리하는 능력은 오히려 저하되어 간다. 이것은 아세트알데히드가 간장의 세포 속에서 우주선처럼 유영하고 있는 미토콘드리아(mitochondria)를 상하게 하므로 알코올 처리 중에 사용되어 변해 버린 윤활유의 재생 능력이 떨어져, 아세트알데히드 처리에 작용하는 고능력의 효소인 아세트알데히드 탈수소효소 1형($ALDH_1$)의 작용도 둔해지기 때문이다. 양쪽 모두 아세트알데히드는 간장 속에 모이고 일부는 넘쳐서 혈액 속으로 나온다. 혈액 속의 아세트알데히드 농도도 높아지게 된다. 이 때문에 미토콘드리아는 또 손상되므로 이것은 점점 더 악화되어 간다. 이렇게 해서 악순환이 시작된다.

항상 술을 마시고 있으면, 간장 속에서 NAD가 감소하고 NADH(NAD의 환원형)가 넘치게 된다. 알코올 처리를 위해 NAD가 알코올로부터 수소를 빨아들여 NADH가 되기 때문이다. 그래서 지방 성분인 지방산을 분해하기 어렵게 되고, 반대로 중성 지방이 점차 증가한다. 구연산 회로-호흡 사슬의 가마의 활동 횟수는 줄고, 태우는 연료의 총량이 줄어들기 때문에 발생하는 에너지가 적어지고, 에너지 운반 물질인 ATP(아데노신삼인산)가 조금밖에 만들어지지 않는다. 이것은 큰일이다. 또 포도당이 조금밖에 생기지 않기 때문에 음식물에서 포도당 공급이 중단되면 저혈당이라는 긴급 사태에 빠지고 만다. 한편, 락트산이 증가하여 통풍(痛風) 발작이 유발되는 일이 있다. 락트산은 요산이 신장에서 배설되는 작용을 방해하기 때문이다. 또 락트산이 증가하면 간장에서 콜라겐(collagen)이라는 굳은 실 모양의 단백질이 많이 만들어지게 된다. 이것은 간장의 섬유화(纖維化)에도 한몫을 한다.

지방간(脂肪肝)

알코올에 의한 대혼란의 결과로 먼저 간장 속에 지방이 쌓인다. 즉 지방간이 형성된다. 여기서 지방이란 중성 지방을 말한다. 몸 여기저기에 축적되어 있던 지방이 간장 속으로 옮겨졌다고 볼 수 있는 현상이다.

대체로 몸 안에 있는 물질은 시간이 지나면서 점차 파괴되어 간다. 그러나 한편에서는 시간과 경우에 따라 속도의 차는 있으나, 생명이 있는 한 같은 물질이 끊임없이 만들어져 바로 보

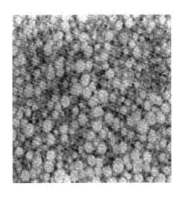

〈그림 18〉 알코올성 지방간

충된다. 생물학과 의학 분야에서 '대사'라 부르는 현상이다.

지방은 잉여의 상징으로 에너지가 남았을 때 간장에서 만들어진다. 지방은 1~3개(대개 3개)의 지방산이라는 물질이 글리세롤(glycerol)이라는 물질에 쇠사랑 같은 형태로 결합한다. 이것이 아포단백질(apoprotein)이라는 배를 타고 피부밑이나 장기 조직의 틈이나 체내 등 있어야 할 장소로 보내져서 저장된다.

지방은 큰 역할을 하는 물질은 아니나 피하에 축적되면 마치 두꺼운 외투를 입은 것처럼 몸의 표면 바로 아래를 덮는다. 열의 발산을 방지하기 때문에 겨울에는 따뜻해서 좋지만 여름에는 더워서 많은 땀을 흘리게 된다. 그러나 한번 에너지 부족이라는 사태에 직면하면, 마치 예비군이 동원되듯 지방은 하나하나의 지방산으로 나누어져서 혈액을 통해 에너지를 필요로 하는 곳까지 가서 연료로 사용되어 에너지를 발생시킨다.

알코올은 지방을 동원시키면서도 지방산을 태우는 가마에 해당하는 구연산 회로-호흡 사슬이 작용하지 못하게 한다. 이 가마를 가동시키는 데는 윤활유 NAD가 필요하지만, 음주 후에는

이것이 적어지기 때문이다. 그러므로 동원되어 온 지방산은 갈 곳을 몰라 우왕좌왕한다. 그러나 알코올 처리 과정에서 다량의 NADH가 간장 속에 만들어지고 이것은 지방의 합성 윤활유로서 작용한다. 이 때문에 갈 곳을 잃은 지방산은 간장 속에서 다시 지방이 되고, 다시 간장 세포 속으로 고이게 된다. 이것이 지방간이다.

현미경으로 보면 크고 작은 지방 방울이 간세포 속에 보인다(그림 18). 심할 때는 지방 방울 주위에 납작해진 간세포가 늘어붙어 있는 것처럼 보인다. 이 같은 것은 간소엽(肝小葉) 중심에 많다. 간소엽이란 직경 1㎜, 높이 2㎜ 정도의 미세한 간장의 구분을 말한다. 문맥과 간동맥에서 흘러 들어온 혈액은 먼저 간소엽 주변부에 도달하여 간소엽 안을 흘러서 그 중심에 있는 간정맥의 가지로 인도되어 흘러간다. 장에 흡수되어 문맥으로 들어온 지방산도 같은 운명을 밟는다. 술을 안 마시고 2주 정도 지나면 간장 속의 지방 방울은 없어진다.

이같이 지방간은 일시적, 가역적으로 변화한다. 지방이 지나치게 축적되면 주위 혈관을 압박하여 간세포 사이의 피의 흐름이 나빠지고, 그 때문에 간세포가 나쁜 영향을 받는 일이 있다. 그러나 이것은 지방간이 상당히 심한 경우에만 일어나는 일이다.

지방간의 증상

음주를 계속하여 간장에 지방이 고인 상태에서는 어떤 자각 증상이 있을까? 몸이 왠지 모르게 나른한 경우가 가장 많다. 이것은 앞에서 말한 구연산 회로-호흡 사슬의 가마를 지피지 않아서 에너지가 발생되지 않기 때문으로, 어떤 의미에서는 당연한 일이다. 식욕도 떨어지고, 배가 부른 것 같고, 좀 아픈 것 같은 일도 있다. 간장은 실제로 좀 부어서 커져 있지만 부드럽다. 보통 황달 같은 것에는 안 걸린다.

X선 컴퓨터 단층 촬영은 여기서도 위력을 발휘한다. 지방은 X선을 비교적 잘 통과시킨다. 그러므로 물을 밀어내듯이 지방이 고인 간장은 지방 따위 등이 없는 정상 간장에 비해, 필름상으로 검게 보인다. 살찐 사람은 음주자가 아니더라도 지방간이 되는 경우가 많다. 당뇨병이 있는 사람도 그렇다. '푸아그라'는 세계에서 가장 맛있다는 음식 중의 하나이다. 그러나 그것은 강제적으로 과잉한 영양을 투여하여 살찌게 한 거위의 지방간으로 만든 것에 지나지 않는다. 얘기는 좀 빗나가지만, 상강육(霜降肉, marbling)은 지방을 박아 넣은 근육이라 할 수 있다. 소에게 맥주를 먹여 만들었으므로, 간장은 지방간이 되어 있다. 대체로 지방은 맛을 부드럽게 한다.

감마GTP 활성의 변화

알코올에 의하지 않은 지방간과 알코올에 의한 지방간을 구분하는 방법이 몇 가지 있다. 술을 마시고 있다는 사실이 구분의 첫째이다. 술 마시는 사실을 감추어도 맞추는 방법이 있다. 그것은 혈액(정확히는 혈청) 속에 있는 감마GTP 활성의 측정이다.

감마GTP란 감마글루타밀 트랜스펩티다아제(γ-glutamyl transpeptidase)의 약칭이다. 이것은 간장, 신장, 소장의 세포막에 있는 효소의 하나로서, 세포 속에서 아미노산을 수송, 전달하는 역할을 한다. 음주자는 혈액 속의 감마GTP 활성이 높아진다. 이것은 매우 예민한 지표로서 술을 마시기 시작하면 점점 상승

한다. 음주를 중지하면 당장 내려가기 시작하여 몇 주 이내에 술 마시지 않는 사람과 같아진다. 따라서 혈중 감마GTP의 활성도가 음주의 지표가 된다.

일본의 다케후지, 오모리 씨 등에 의하면 인구 100명 중 몇 명은 알코올에 의해 혈청 속의 감마GTP 활성이 늘지 않는다고 한다. 이 같은 사람들(poor responder)은 알코올에 대한 반응과 태도가 감마GTP 활성이 올라가는 사람들(good responder)과는 상당히 다른 것 같다고 한다. 또 흥미롭고 중요한 것은 이들은 술로 머리가 파이는 증상이 적고, 만성 다량 음주로도 간경변을 포함한 알코올성 장해에 걸리기 어렵고, 또 금단 증상을 일으키는 일이 극히 드물다는 것이다.

앞에서(Ⅳ. 알코올 의존) 소개한 C 씨의 경우는 10년간의 주력으로 정신 의존은 나타나지만 신체 의존에 의한 금단 증상은 눈에 띄지 않고, 감마GTP도 간 기능도 정상이었다.

간질병 환자에게 경련을 억제하는 약을 사용하고 있을 때에도 이 감마GTP 활성이 상승한다. 알코올과 항경련약이 존재할 때, 이 효소가 점점 늘어나서 혈중에도 나타난다고 생각된다. 이것은 효소의 유도(誘導)라는 현상이다. 감마GTP가 올라가지 않는 사람은 이 효소의 유도가 일어나기 어려운 유전 체질을 갖고 있는 것이 아닌가 여겨진다. 이 같은 사람은 주력을 알지 못하면 알코올에 의한 지방간인지 아닌지 구별할 수 없다.

2. 알코올성 간염과 간경변

간섬유증(肝纖維症)

일정 기간 술을 많이 마시면 대부분 지방간이 되지만, 지방간은 술을 마시지 않으면 2~3주 내에 낫는다. 그런데 뒤에 설명하는 간경변이 일단 일어나면 5년 이내에 약 반수의 사람이 죽고 만다. 지방간에서 간경변으로 이어지는 무서운 질적 전환은 언제, 어떻게 하여 일어나는가?

거기에는 두 가지 경로가 있다. 그중 하나는 루트 A, 즉 알코올성 간섬유증을 거쳐 간경변이 되는 길이다. 지방간이 되었는데도 계속 술을 마시면 간장 속에 딱딱하고 질긴 가는 실 같은 단백질(collagen)이 조금씩 증가하여 화학 공장의 일터가 되는 간세포 하나하나를 둘러싸 조이게 된다. 이 실(섬유)은 간세포 사이에 그물눈처럼 퍼져 있는 가는 혈관(유동, 類洞) 벽의 세포 등에서 만들어지며, 아세트알데히드가 그것을 촉진시킨다는 생각도 있다. 즉 지방간에서 간섬유증(섬유간이라고도 한다)으로 옮겨 점점 간경변으로 발전한다. 아직 확립된 학설은 아니지만 그렇게 생각되고 있다. 지방간 상태에서 섬유가 어디에서 어떻게 나타나는가는 현재 열심히 연구되고 있다.

간섬유증인 사람의 증상은 지방간과 알코올성 간염의 중간을 나타내며, 간염 쪽에 가까운 경우가 많다고 한다. 식욕이 없고, 전신이 나른하고, 메스꺼움, 구토, 복통 등이 자주 일어난다. 간장도 10명 중 7~8명은 비대해진다. 거미형 혈관 확장과 황달, 발열, 수장홍반도 적지 않다. 간 기능도 대부분 이상이 있다. 빈혈도 반수 정도 있고, 백혈구가 증가하는 사람도 적지 않다.

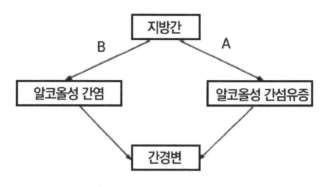

〈그림 19〉 알코올성 간 장해의 발전

알코올성 급성 간염

그런데 지방간에서 간경변으로 이어지는 경로는 A보다는 B 경로가 더 널리 인정받고 있다. 즉 알코올성 간염을 매개로 하는 것이다. 자세한 것은 아직 완전히 밝혀졌다고 할 수는 없으나, 대체로 그렇게 생각되고 있다.

간장 속의 간세포에는 가는 파이프(미소관)가 많이 이어져 있어서, 안에서 만들어진 제품의 일부는 이 파이프를 통해 밖으로 방출된다. 알코올이 들어오면 이 파이프 수가 줄어든다. 그 것은 알코올에서 생겨나는 아세트알데히드가 이 미소관의 재료인 단백질이 중합하여 파이프 모양의 큰 분자가 되어 가는 것을 방해하기 때문인 듯하다.

어쨌든 파이프 수가 줄어들면 간세포 내에서 만들어지는 알부민(albumin) 등의 단백질이 점점 쌓이게 된다. 간세포 벽은 어느 정도의 탄력성도 있어서 처음에는 간세포가 팽창되는 정도로 끝난다. 이 상태는 간세포의 풍선화(ballooning)라 하며, 간소엽의 중심부에 나타난다. 이 동안을 견디지 못하고 간세포가 파괴되어 세포사(괴사, 壞死)하게 된다.

　이렇게 부풀어 오른 간세포는 간세포 사이로 흐르는 혈액 흐름을 저해하며, 간세포에 대한 혈액 공급 부족을 일으키고, 세포사에 박차를 가한다. 파괴된 곳에는 백혈구가 와서 파괴되어 생긴 쓰레기를 처리한다. 이것이 알코올성 간염의 상태이다. 알코올성 간염 중에서 증상이 급격히 진행되는 것은 '급성'이란 말을 붙여 부른다. 파괴된 뒤에는 몸 어디에서 파괴가 일어나도 동일하며, 딱딱하고 가는 콜라겐의 실이 많이 나타나서 서로 연결되어 질긴 그물처럼 되고, 이것이 간세포를 조여 나간다. 유럽과 미국 음주자의 간경변은 이 경로에 의한 것이 많은 듯하다. 어쨌든 실에 의한 조임이 시작되면 간세포 사이의 혈류 흐름도 나빠지고, 그에 따라 간세포의 세포사를 더 빠르게 한다.

　술을 마시면 알코올을 처리하기 위해 간장은 많은 산소를 사용한다. 건강한 간장은 혈액을 많이 흐르게 하여 수요의 증가에 대처하지만, 만약 어떤 이유로 이 대처가 불충분하게 되면 간세포는 산소 부족 상태가 된다. 이것이 간세포를 상하게 하는 원인도 된다.

　알코올성 간염에는 간세포의 핵 주위에 사슴뿔 모양의 말로리(mallory) 소체가 생기는 것이 하나의 특징이다. 이 가운데는 실 모양의 단백질 프레케라틴(prekeratin)과 사이토케라틴(cytokeratin)이 들어 있고 환자의 혈액 속에는 이에 대한 항체도 있다. 음주자의 간장 속에 있는 비타민 A가 줄어들면 그 같은 실 모양의 단백질이 생긴다는 설이 있다.

　알코올성 간염의 증상은 음주량이 갑자기 늘어난 뒤에 바로 시작되는 경우가 많다. 대부분 전신이 나른하고, 식욕 부진, 메스꺼움, 구역질, 복통이 다음으로 많다. 10명 중 8~9명까지는 부어오른 간장을 바깥에서 만져 느낄 수 있다. 황달도 반수 이상이 보이고, 거미 모양의 혈관 확장도 많고, 발열, 수장홍반도 적지 않다. 그리고 배에 물이 차고, 비장이 커지는 사람도 나온다. 간 기능도 간경변에 가까운 빈도로 이상을 나타낸다.

아세트알데히드의 악성 작용

최근 아세트알데히드가 앞에서 말한 파이프 형성 방해 외에도 간장에 바람직하지 못한 여러 작용을 하는 것으로 알려졌다.

세포 속에는 미토콘드리아라는 소기관이 다수 있으며, 여기에 구연산 회로-호흡 사슬도 있고, 아세트알데히드 처리의 80%를 담당하고 있는 아세트알데히드 탈수소 효소 제1형($ALDH_1$)도 있다. 아세트알데히드는 호흡 사슬의 작용을 약화시킨다. 그러면 $ALDH_1$이 아세트알데히드에서 빼앗은 수소를 산화 처리할 수 없게 되며, $ALDH_1$ 자체의 작용도 나빠져서 아세트알데히드가 처리되지 못한 채 쌓이게 된다. 쌓인 아세트알데히드는 다시 호흡 사슬을 상하게 한다. 이런 과정으로 아세트알데히드의 악성 작용의 악순환이 형성된다.

세포 속에는 소포체(小胞體)라는 그물눈 같은 하나의 시스템이 있어서, 여기서 각종 단백질이나 지질의 합성 등 여러 가지 일이 이루어진다. 알코올 처리의 두 번째 기구와 각종 약의 해독 기구의 주요 부분도 여기에 있다. 아세트알데히드 처리의 일부분도 아세트알데히드 탈수소 효소 제2형($ALDH_2$)에 의해 여기서 이루어지고 있다. 아세트알데히드가 SH기와 결합하면 SH기를 갖는 화합물의 하나인 글루타티온(glutathione)이라는 물질이 감소된다. 그 결과, 지질 과산화물이라는 세포 상해 물질이 증가한다. 단백질의 변성과 막구조의 파괴 등이 그 때문에 일어날 가능성이 있다.

만성적으로 술을 마시면 알코올 처리의 두 번째 기구가 점점 활발해진다는 것은 앞에서 말하였다. 두 번째 처리 기구를 자세히는 마이크로솜 에탄올 산화계(MEOS)라 한다. 에탄올은 알코올의 정식 화학명이다. MEOS가 담당하는 몫은 술을 마시지 않는 사람의 경우는 체내에 들어온 알코올의 20%에 지나지 않으나, 만성 다량 음주자의 경우는 50%나 된다. MEOS는 소포체에 있으므로, 만성 다량 음주자에게는 소포체에서 아세트알데히드가 많이 생긴다고 할 수 있다. 소포체에는 비교적 능률이 나쁜 $ALDH_2$밖에 없으므로 아세트알데히드가 쌓이게 된다. 아세트알데히드는 소포체에서 만들어지는 단백질과 결합하기 쉽고, 강한 아세트알데히드 등에 의해 간세포가 상하게 된다.

알코올성 만성 간염

알코올성 간염 중에는 술을 마시지 않아도 병이 진행되는 것이 있다. 이것을 알코올성 만성 간염이라 한다. 이 병에 걸린 사람에게는 어떤 일이 일어나는가?

알코올 때문에 간세포막이 변질되면 그 부분은 마치 이물질이 침입한 것처럼 보인다. 밖에서 오는 세포나 바이러스 같은 생체에 대한 적과 동일시된다. 이런 생체에 대한 이물질을 항원(抗原)이라 한다. 이에 대해 몸을 지키기 위한 면역 기구가 작용하여 항원을 겨누어 쏘는 항체와 감작(感作) T임파구는 백혈구에서 만들어진다.

항체나 감작 T임파구도 침입자만을 조준하여 쏘는 극히 선택
성 높은 일을 한다. 간세포막이 알코올 때문에 변질하면 차례
차례 조준하여 쏘는 일이 시작되며, 멈출 줄 모른다. 최근 이것
이 만성 간염이라는 생각이 강해지고 있다. 이 병은 현미경으
로 보아도 알코올성 급성 간염과는 확실히 다르다.

증상은 알코올성 급성 간염보다 가벼워서 간장이 붓는 것은
반수 이하이고, 발열, 황달, 거미형 혈관 확장도 훨씬 적다. 간
기능의 패턴도 조금 다르다. 빈혈과 백혈구의 증가도 적다. 그
러나 조금씩 진행하는 점이 무서운 것이다.

간경변의 증상

지방간이 언제까지나 지방간으로 머물러 있다면 술에 의한
해는 그리 문제되지 않을 것이다. 지방간은 술을 안 마시면 치
료되기 때문이다. 그러나 사실은 그렇지 않고 루트 A, 루트 B,
어느 쪽이든 모두 오랫동안에 걸쳐 술을 마시는 대주가의 간장
이 경화되고 작게 오그라들어 버리는 것은 상당히 오래전부터
알려져 있었다. 부드럽고 비대해진 지방간의 간장과는 크게 다
르다.

초기의 간장은 색깔이 황색이고, 비교적 부드럽고, 오히려 크
다. 살아남은 간세포에서 재생된 간세포의 덩어리는 작고 입자
가 모여 있어서 간세포군의 틈을 메우는 섬유 성분은 아직 생
각보다 적다. 바이러스성 간염 후에 일어나는 간경변과는 상당
히 다르다. 그러나 진행되면 점점 서로 구별하기 어려워진다.
진행된 간경변은 화학 공장의 규모가 대폭 축소된 폭이다. 엉

성해진 간세포의 틈에는 마치 기다렸다는 듯이 그 구석구석에까지 굳은 콜라겐 실이 서로 연결되어 남아 있는 간세포를 서서히 조인다. 그래서 간장은 오그라들며 딱딱하게 굳어져 간다. 간장 전체의 기능은 크기가 작아진 데서도 알 수 있듯이 매우 저하되어 있다. 이 때문에 말기에는 본래 간장에서 배설되어야 하는 빌리루빈(bilirubin)이라는 황색 색소가 쌓여서 피부가 노랗게 되고 눈의 흰자도 노랗게 된다(황달). 또 본래 간장에서 해독되어야 하는 물질, 즉 암모니아 같은 것도 쌓이고 많아지면 의식이 혼탁해진다. 이것이 간성 혼수(肝性昏睡)이다.

한편 간장이 딱딱해지고 줄어들어 혈액의 통로를 좁히기 때문에, 본래 문맥에서 간장으로 들어간 다음 간정맥을 통해 빠져나가야 할 다량의 혈액이 간장에서 막히게 된다. 문맥은 혈액이 차서 팽팽하게 부풀어 오른다. 그래서 때늦게 수분이 문맥의 가지에 해당하는 가는 모세 혈관 벽에서 배 속으로 스며들어서, 장이나 배의 내장 사이에 고인다. 이것이 복수(腹水)이다. 이 때문에 맹꽁이 배같이 된다.

부풀어 오른 문맥 속의 혈액은 간장에는 들어가지 못하므로 빠져나갈 곳을 찾아서, 보통은 통과하지 않는 좁은 길을 억지로 비집고 무리하게 통과하여 흘러간다. 예를 들면 식도 벽에 있는 정맥이 혹처럼 부풀어 올라 개구리를 삼킨 뱀처럼 되어 식도관 속에서 튀어나온다. 딱딱한 음식이 통과하게 되면, 부풀어 오른 정맥이 바로 터져서 출혈을 일으킨다. 식도 정맥혹은 간경변에 걸린 사람의 대부분(80%)에게 나타나며 간경변 환자의 3명 중 1명에게서 파열에 의한 출혈이 일어난다. 출혈의 재발률도 매우 높다.

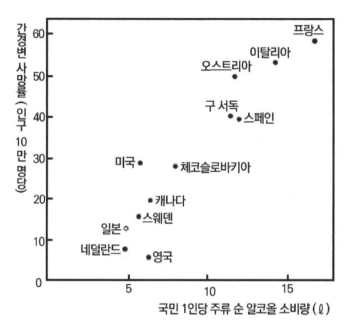

〈그림 20〉 세계 각국의 주류 알코올 소비량과 간경변 사망률의 관계
(W. 슈미트, 다케우치(武內重五郞), 하스무라(蓮村靖) 씨의 그림을 기초) 주류
알코올량은 1968~1970년의 평균치, 간경변 사망률은
1971~1972년의 평균치

간경변의 사망률

간경변이란 이같이 무서운 병이다. 특히 최후가 그렇다. 일단
이 병에 걸리면 5년 이내에 절반 이상이 목숨을 잃는다. 술을
끊어도 5년 동안에 40%가 사망하며, 끊지 않으면 60%가 사망
한다고 한다. 죽는 이유는 식도 정맥혹의 파열에 의한 대량 출
혈이나 간 기능의 악화에 의한 간성 혼수, 간암 발생에 의한
것일 경우가 많다.

초기의 간경변 증상은 그렇게 대단한 것은 아니다. 몸이 나

른하고, 식욕이 없는 것 등은 지방간과 크게 다를 바 없다. 메슥거림, 구역질, 복통 같은 것은 지방간보다 많다. 그러나 이윽고 발열, 황달, 복수, 간장이나 비장의 비대 등이 나타난다. 알코올성 급성 간염 후의 간경변으로 간장이 부어 있는 사람이 많은 것은 바이러스성 간염 후의 간경변과는 다른 점이다. 대부분은 가슴의 피부, 특히 쇄골 바로 밑 부근에 거미형 혈관 확장이 보인다. 수장홍반, 족저홍반도 보인다. 간 기능은 대부분 나빠지고 황달도 반수 이상, 빈혈도 반수 가까이 나타나고, 백혈구 증가도 적다. 이것이 간장이라는 큰 공장의 파국의 모습이다.

일본인의 지방간이나 간경변 중에 알코올성인 것이 혼합되어 있는 점이 지적되기 시작한 것은 1953년(우에다(上田英雄) 씨 등)이다. 그 후 알코올성 간장병의 비율은 급속히 올라갔다. 이 중대한 사실은 다케우치(武內重五郞) 씨를 리더로 하는 조사 팀에 의해 밝혀졌다. 간경변에 관해 말하자면, 알코올성의 비율이 1983년에는 전국 28개 시설을 평균하여 28.7%에 이르고 있다. 그러나 알코올 소비량이 많은 서양에서의 사태는 더 심각하게 보인다. 간경변으로 사망한 수는 인구 10만 명당 일본은 148명, 프랑스는 578명이라 한다.

알코올성 간염과 간암

간경변 중 바이러스성 간염 후에 일어나는 것은 간암이다 (50% 안팎). 알코올성 간경변은 그에 비해 간암이 되기 어렵다고(10% 이하) 널리 인식되어 왔다. 그러나 그렇다고 안심하고 있을 수는 없다. 바이러스성 간염 후의 간경변으로 인한 간암 발생은 음주자 쪽이 비음주자보다 젊었을 때부터 나타난다든가, 알코올성 간경변에서도 간암 발생이 몇십 %나 발생한다는 보고가 있기 때문이다.

3. 췌장에 미치는 해

췌장의 기능

췌장은 의학을 전공하지 않은 사람에게는 친숙하지 않은 이름이다. 그러나 이것도 오장육부 중의 하나이다. 췌장은 가로가 약 15㎝, 세로가 약 3~5㎝, 두께 2㎝, 약간 적색을 띤 회백색의 장기이다. 무게는 약 60g으로 오장 중 가장 가볍다.

췌장은 인슐린이라 불리는 화학 물질을 만들며, 만들어진 인슐린은 혈액 속으로 들어가 몸 안의 장기 조직에서 작용을 발휘한다. 인슐린이 없으면 포도당은 우리의 활동을 위한 에너지원으로서 이용되지 못한다. 혈액 속에는 사용할 수 없는 포도당이 쌓여 결국 소변으로 섞여 나오게 된다. 이것이 당뇨병이다.

그러나 췌장은 또 하나의 얼굴을 가지고 있다. 췌장은 본래 위장에 부속되어 있어 위장관 속에 음식의 소화에 필요한 소화액을 보내 주는 분비선의 하나였다. 여기에 인슐린 분비의 기능이 더해진 것으로 보면 된다. 즉 타액선(침샘)이나 간장과 입장이 비슷하다. 규모는 작지만, 역시 화학 공장의 하나이다.

술에 의한 해로움

음주자는 췌장 역시 상하기 쉽다. 첫 번째 신호는 대개 복통이다. 명치 부위나 명치 좌우 늑골의 바로 아래가 아프다. 등 쪽까지 아플 때도 있다. 그런 부위를 누르면 아프다. 1년에 몇 번씩이나 아프게 되는 일이 많다. 그러나 이런 아픔은 췌장뿐 아니라 위나 담낭에서도 일어나므로 주의해야 한다. 몸이 나른 하다든가, 배 부근 상태가 좋지 않다든가, 메슥거리고, 토하고, 배가 땅기고, 마르고, 식욕 부진 등이 언제든지 생긴다. 이런 것들이 발병의 신호이므로 방심할 수 없다. 심한 설사가 나는 때도 있다. 이것은 소화하기 나쁜 기름기 많은 음식이 주원인 이다. 버터나 고기의 기름 덩어리 같은 것을 많이 먹는 유럽, 미국인들은 심한 설사가 많다.

잘 모르는 사이에 조금씩, 그러나 꾸준하게 증상이 나빠진다. 말라서 전신은 쇠약해지고, 폐렴이나 결핵에도 걸리기 쉽다. 당 뇨병에 걸리는 사람도 있다. 췌장에 암이 생기는 경우도 있다. 이런저런 증상으로 죽는 사람도 적지 않다.

췌장의 검사

음주자에게서 볼 수 있는 이 같은 증상이 췌장의 고장에 의 한 것인가는 기름기 있는 음식을 먹으면 설사를 한다든가, 당 뇨병을 일으킨다든가, 아픈 부위를 보아서 상상할 수는 있으나, 정확하게 확인하기 위해서는 두세 가지 검사가 필요하다.

음주자의 췌액에는 몇 가지 변화가 보인다. 중탄산 이온(중조 이온)의 분비가 줄고 트립시노겐(trypsinogen) 등의 소화 효소와 락토페린(lactoferrin) 등의 단백질 분비가 증가한다. 단, PSP라 는 특수한 단백질의 분비는 줄어든다. 트립신(trypsin)의 작용을 억제하는 활동을 하는 억제 물질도 줄어든다. 칼슘은 증가한다.

중탄산 이온이 줄고 단백질이 증가하면 단백질이 침전되기 쉽다. 이 때문에 췌관 속에 단백질의 마개가 만들어지게 된다. 이것은 췌액을 막는 작용을 한다. 락토페린은 산성 고분자와 결합하여, 역시 마개의 형성에 유리하게 작용한다. PSP는 췌석(膵石) 단백질(pancreatic stone protein)의 약칭으로 췌액 속의 탄산칼슘이 석출되는 것을 억제하는 작용이 있다. 이것이 적어지면 췌석이 형성되기 시작한다.

알코올성 만성 췌장염

췌장에서 분비된 소화액은 두 가닥의 관(대췌관과 소췌관)을 통해 십이지장으로 흘러 들어간다. 이 관은 많은 지관을 갖고 있다. 음주자의 췌장은 이 관들이 울퉁불퉁하고, 휘고, 구불구불하고, 굵어졌다 가늘어졌다 하여 소화 췌액의 흐름이 나빠져 댐이 생긴 것처럼 산 쪽으로 췌액이 고이게 된다. 이렇게 되면 내압이 상승되어 부근의 관 벽을 파괴하고, 가까운 췌장의 세포 집단 자신을 소화해 버리게 된다.

췌장의 세포 집단 자신은 혈액에 섞여 흘러온 알코올의 작용으로 상하기도 한다. 췌액 속에는 혈액 속의 알코올 농도와 같은 농도의 알코올이 배설된다. 이것이 췌관 안쪽 세포를 상하게 할 수도 있다. 알코올의 작용으로 췌액 분비의 조절 기구에 변조(變調)가 일어나는 일도 생각할 수 있다. 항원이 된 췌세포의 막에 대해서는 항체와 감작 T임파구도 작용한다.

앞에서 말한 바와 같이 분비되는 췌액의 성질도 바뀌어 있다. 췌액의 흐름도 나빠져 있고, 이 밖에 영양 상태와 사람의 유전적 기질도 무엇인가에 관계를 갖고 있다. 이것들이 얽혀서

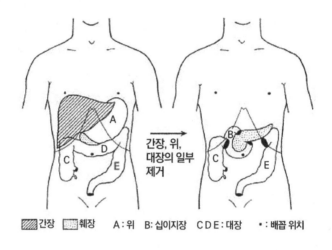

〈그림 21〉 간장과 췌장의 위치

오랜 시간 동안에 췌장이 점점 상해 간다. 아직 충분히 밝혀지지 않은 부분도 있으나, 이것이 알코올성 만성 췌장염의 개요이다.

4. 위장에 미치는 해

알코올 자극과 소화관

대량의 알코올이 위에 들어가면 위에서 장으로 가는 출구가 심하게 경련하며 닫히고, 강한 구토가 일어나는 경우가 많다. 그때 배의 압력이 높아져서, 배에서 눌려 나온 혈액으로 위와 식도의 경계에서 정맥이 부풀어 올라 터져서 출혈하는 경우가 있다. 만성 다량 음주자에게는 이런 형태의 출혈이 일어나기 쉽다(말로리-바이스 증후군). 간경변 때문에 문맥의 내압이 높아지기 때문이다.

만성적인 음주, 특히 알코올 농도가 높은 위스키나 브랜디, 보드카 같은 술을 스트레이트로 마시면 식도암이 발생할 수 있다는 생각은 훨씬 오래전부터 있었다. 나의 학생 시절에도 그런 얘기를 강의 시간에 들은 기억이 있다. 내가 아는 사람 중에는 60세를 넘겼을 때 식도암으로 쓰러진 사람이 있다. 그 사람은 은행원이었는데, 정년퇴직 후 불우해져서 위스키에 빠져 있었다.

독한 술을 스트레이트로 마시면 고농도 알코올이 그대로 입안과 식도의 점막에 접촉한다. 그래서 알코올의 탈수 작용이 모두 점막으로 향한다. 위의 점막은 보통의 경우 소화액의 작용에 의한 자기 소화로부터 보호되고 있으므로, 거기에 일종의 장벽(barrier)이 있을 것이다. 이 장벽은 고농도 알코올과 아스피린 등의 약제와 담즙산(膽汁酸)이 깬다.

입과 식도는 보통의 경우 조직을 소화해 버리는 단백질 분해 효소와 접촉하지 않으나 위의 입구에 해당되는 분문(噴門)이 어떤 이유로 제대로 닫히지 않으면, 위산이나 때로는 십이지장에서 거슬러 올라온 담즙산을 포함한 위액이 식도로 역류해 와서 식도 점막에 접촉할 기회가 늘어난다. 이렇게 해서 식도 점막이 상하게 될 수도 있다. 또 독한 술을 마시고 구토라도 하면 일시적이기는 하나 같은 결과가 일어난다.

만성적인 자극과 상해, 상해의 치유가 되풀이되는 것이 발암을 일으키는 인자로 알려져 있다. 그러나 알코올과 식도암 발생의 관계는 아직 명확하지 않은 점도 있는 듯하다.

158

더욱 중요한 것은 간경변의 80%가 식도 정맥혹(정맥류, 靜脈瘤)과 그 파열에 의한 출혈, 구토인 점이다. 이것은 이미 간장 쪽에서 언급하였고 식도에 대한 알코올의 직접적 영향은 아니므로 여기서는 더 이상 언급하지 않는다. 그런데 소화관 궤양 환자 8명 중 1명은 만성 간염이나 간경변을 앓고 있고 간경변과 간암의 30~40%는 위 점막에 대한 병을 갖고 있다는 사실에 따라, 간 질환이 소화관 점막에 주는 영향은 매우 일반적인 것으로 여겨지고 있다.

위, 소장 점막에 대한 해로움

위 점막의 병 중에는 위의 분비선이 차츰 위축되어 기능을 잃게 되는 병(만성 위축성 위염)이 있다. 음주는 이 과정을 촉진시킨다고 한다. 소장은 각종 영양소의 소화 흡수에 가장 중요한 곳이다. 보통 알코올은 대부분 소장에서 흡수된다. 음주자의 소장 점막은 그런 의미에서 늘 알코올 세례를 받고 있다고 할 수 있다. 이렇게 하여 만성 음주가 계속되면 소장의 점막 자체가 어떤 상해를 받을 것이다. 알코올이 위액이나 장액, 음식물과의 혼합으로 상당히 희석되었다고는 하지만 역시 걱정되는 곳이다.

영양소의 소화에는 예로부터 알려져 있던 관강 내의 소화 외에 소장 점막(세포의 막)에서의 소화(막소화)가 있다. 영양소는 이 막소화에 의해 비로소 흡수 가능한 상태로까지 소화된다. 이것은 R. K. 크레인과 A. M. 우골레프 등의 연구에 의해 1960년대 초부터 알려졌다.

소화에 대한 소장의 역할은 이전에 생각되던 것보다 훨씬 큰

역할을 한다. 이런 의미에서 음주자의 소장은 중요한 관심사가
되어 있다.

알코올 독성에 의한 영양 장해

한편 일부 아미노산, 크실로오스(xylose), 비타민 B_1과 B_{12},
엽산(葉酸, folic acid) 등은 만성 음주자의 경우 흡수가 불량하
다는 데이터도 나와 있다. 이에 대해서는 다시 연구를 계속하
여 그 전모를 밝혀 나갈 필요가 있는 중요한 문제라고 생각된
다. 만약 이런 흡수 장해가 양적으로도 매우 중대하다면, 음주
자의 영양 장해는 단순히 음식에 의한 영양 섭취 부족 때문이
아니고 알코올의 직접적인 독성에 의해 일어날 수도 있기 때문
이다. 이 같은 영양 장해라면, 포식 시대, 포식의 나라에서 영
양 섭취가 충족되고 있는 사람에게도 일어날 수 있을 것이다.
이것은 알코올성 장기 장해의 치료, 예방 방침에 영향을 주는
중요한 포인트로 생각된다.

알코올의 독성에 의한 영양 장해라는 문제와 관련하여 체내
에 흡수된 영양소의 이용 방법에 알코올 역시 독성을 발휘하고
있는지도 모른다. 영양소 중에서도 엽산, 비타민 B_1과 B_6이 지
금까지도 문제가 되고 있다. 비타민 B_6(pyridoxine, pyridoxal,
pyridoxamine)가 몸 안에서 실제로 활동하려면 인산(燐酸)이 결
합하여 인산피리독살(pyridoxal phosphate, PLP)이 되어야 한
다. 최근 연구에 의하면 아세트알데히드가 PLP의 분해를 촉진
하는 듯하다. 아세트알데히드는 PLP가 붙어 있는 단백질에서
PLP를 쫓아낸다. 그러면 대기하고 있던 분해 효소가 PLP를 분
해시켜 버린다. 이것도 알코올의 독성과 영양 장해가 연관이

있다는 것을 나타내는 좋은 예이다.

대장은 입에서 흘러 들어온 알코올과의 직접 접촉은 거의 없다. 소장에서 100% 흡수되기 때문이다. 흡수되어 혈액에 녹아 들어간 알코올은 넓은 바다의 파도처럼 대장을 구성하는 점막 세포를 씻는데 거기서 어떤 영향이 나타나는가는 분명치 않다.

5. 혈관과 심장에 미치는 해

알코올과 혈압

술을 마시면 얼굴이 빨갛게 된다. 얼굴뿐 아니라 손발의 피부도 홍조를 띤다. 또 가슴이 두근거린다. 이들은 정도의 차이는 있지만 대부분 경험하는 일이다. 또한 몸이 더워지는 느낌도 있다. 이를 이용하여 추울 때 몸을 덥히기 위해 마시는 일도 있다.

알코올은 심장의 박동을 빠르게 한다. 최고 혈압도 최저 혈압도 올라간다. 고혈압인 사람에게 술이 바람직하지 못한 것은 이 때문이다.

혈압은 혈액의 압력이다. 혈압이 올라가면 압력을 이겨 내면서 펌프 작용을 발휘하기 위해서 심장은 보통 때보다 강한 힘으로 수축해야 한다. 그렇게 해서 혈액을 내보낸 다음, 순간 심장이 확장하면 닫힌 판막에 부딪치는 역류 혈액의 충격력은 혈압 상승 때문에 평상시보다 강하다. 이렇게 해서 심장은 탄력이 붙은 것처럼 강하게 수축되고, 혈압에 의해 흔들리게 된다. 술을 마시면 가슴이 두근거리는 것도 이 같은 이유 때문이다.

혈관에 대한 작용

혈관은 신체의 모든 부분에 걸쳐 나뭇가지처럼 뻗어 있으며, 혈액의 양은 일정하다. 혈액은 일을 많이 하는 부분에 중점적으로 분배된다. 알코올이 몸에 들어오면 피부 혈관은 확장되며, 반대로 내장의 혈관은 수축된다. 많은 혈액이 흐르기 때문에 피부는 빨간색을 띠게 된다. 피부의 온도가 상승하여 우리는 따뜻해졌다고 느낀다. 바깥 온도가 체온보다 낮은 환경에서는 이렇게 술에 취한 사람의 몸에서 열이 급속히 빠져나간다.

한편, 내장의 혈관은 수축하여 가늘어지므로 혈액이 별로 흐르지 않게 된다. 이것은 내장 활동에 바람직한 조건은 아니다. 취해서 계단을 올라가면 보통 때보다 힘들고, 빨리 달릴 수도 없다. 혈액의 흐름이 나빠지면 피로가 쌓인다. 취한 후 눕고 싶은 것은 누우면 내장의 혈류가 증가하기 때문이다. 취하면 협심증 증상을 일으키는 사람도 더러 있다. 가슴이 아프고 괴로워진다. 이것은 심장 근육의 혈액 흐름이 나빠지기 때문이라고 생각된다.

일반적으로 취하면 남자의 성욕은 높아지지만, 발기되기 어려워지는 것으로 알려져 있다. 물론 발기는 신경 작용에 의한 것이다. 성적 흥분이 높아지면 뇌의 중심에 있는 시상하부의 활동이 더 고조되고 심신이 긴장된다. 이에 따라 성기에 혈액을 보내는 혈관(나선 동맥)이 열린다.

본래 성기의 내부는 신축성 있는 해면과 같다. 혈액이 그 빈틈을 채우면 팽창되어 딱딱해지고, 혈액이 빠져나가면 바람 빠진 공처럼 부드럽게 위축된다. 일단 성기에 혈액을 보내는 혈관이 열려 있을 때는 혈액이 흘러 들어가야 하지만, 술을 마시면 혈류는 애처롭게 피부 쪽으로 빼앗긴다. 성적 흥분에 의해 성기로 가는 길을 열어 주는 신경의 활동도 둔해진다. 이렇게 해서 술 취한 남자는 북을 울려도 춤을 못 추는 격이 되고 만다.

이상은 비교적 소량 또는 중간 정도의 혈중 알코올 농도일 때 나타나는 현상이다. 많은 술을 급속히 마셔 혈중 농도가 매우 높아진 때는 얘기가 달라진다.

만성 다량 음주자의 심장 장해

다음으로 다나카 씨 등(田中秋吾, 小出直兩)의 논문에 게재된 증상의 예를 인용하여 만성 다량 음주의 결과로 심장에 어떤 일이 일어나는가를 살펴보자.

51세의 J라는 남성이 있다. 20세경부터 최근까지 주로 위스키를 거의 매일 380㎖(순 알코올로서 160㎖)씩 마셔 왔다. 1년 정도 전부터 밤에 숨이 가빠지고, 가슴이 두근거렸다. 82㎏이었던 몸무게를 줄였더니 좀 나아졌다. 음주는 계속하고 있다. 8개월 전 전신이 나른하고, 식욕이 떨어지고, 배가 나오고, 가슴이 압박받는 것같이 답답하고 괴로워서 병원에 입원하였다.

심장의 기능이 저하되어 이뇨제를 사용한 결과 체중은 1개월 후 67㎏으로 줄고 증상도 좋아져서 퇴원했으나, 다시 술을 마시기 시작했다. 2개월 후 낮에도 가슴이 두근거리고, 심장의 압박감이 나타나고, 정강이와 얼굴, 배가 다시 부어올랐다. 이뇨제를 다시 사용하였으나 이번에는 듣지 않았다. 그래서 다시 병원에 입원했다.

체중은 68㎏, 최저 혈압이 조금 높다. 맥박 수는 매분 84회로 약간 빠르다. 부정맥(不整脈)도 없다. 다만 호흡수는 매분 35

회로 상당히 빠르다. 심장 기능이 약한 것을 호흡으로 보충하고 있는 것이다. 심장은 상당히 커졌다. 심실(心室) 벽의 근육은 얇아지고, 수축도 힘없고 약하다. 수축할 때 잡음을 내는 것은 심실 속의 혈액이 수축할 때 심방(心房)으로 역류하는 데 따라 내는 소리와 같다. 원래는 이때 닫혀야 할 심실과 심방 사이의 내벽이 너무 커서 심실이 확장되어 버렸기 때문에 제대로 꽉 닫히지 않게 된 것이다.

왼쪽 심실에서 대동맥으로 나갈 수 없는 혈액이 왼쪽 심방을 넘어서 폐로 모이고, 다시 오른쪽 심실, 오른쪽 심방을 넘어서 정맥 속에도 고였다. 이 때문에 목의 정맥은 팽창해서 굵어지고, 정맥계의 울혈(鬱血) 때문에 간장도 상당히 부어올라 커졌다. 정강이에는 부기가 있어서 손으로 누르면 들어간 자국이 생긴다. 심장 근육의 힘이 떨어져 버려 펌프로서의 기능을 충분히 할 수가 없는 상태(울혈성 심부전)이다.

이런 일이 어째서 일어났을까? 그것은 심장 근육의 장해가 초래되어 수축력이 약해졌기 때문이다. 그 원인은 장기간에 걸친 다량 음주로 생각하는 것이 가장 타당하다.

이 사람은 약 1개월 후에 상당히 좋아져서 퇴원했다. 물론 그동안 술은 끊었다. 그러나 2년 뒤에 다시 술을 마시기 시작하여 상태가 다시 악화되고 있다.

알코올성 심근증의 원인

이같이 오래 술을 마시고 있던 사람의 심장에 장해가 발견되는 것은 전세기 후반에 이미 알려져 있었으나, 음주자에게서 보이는 다른 장기 장해의 경우와 마찬가지로, 원인은 알코올 자체의 독성이라기보다는 음주에 따르는 음식물 섭취 부족에 따른 영양 장해에 의한 것으로 오랫동안 믿어져 왔다. 이 생각이 바뀐 것은 1930년대부터이다. 그 후 여러 연구 결과에 의해 알코올이 심장 근육에 직접 작용하여 오랫동안 상하게 하는 것으로 인식하게 되었다.

결국 만성 다량 음주자에게는 비타민 B_1의 결핍에 의한 영양 장해와 알코올의 직접 작용에 의한 해, 두 가지가 일어날 수 있다. 이 가운데 비타민 B_1 결핍에 의한 것을 각기병이라 한다. 이 경우 울혈은 잘 알려져 있지만, 심장은 별로 확대되지 않고 심장의 방출량은 오히려 증가한다. 따라서 울혈의 원인은 심장에 있다기보다는 혈관의 확장에 있다. 앞에서 말한 J 씨의 증상이 각기심(脚氣心)이 아닌 것은 비교해 보면 분명하다. J 씨의 장해는 심장 근육의 장해와 쇠약을 토대로 하고 있다. 알코올의 직접 작용에 의해 일어나는 것은 이런 형태의 심근증이다.

알코올성 심근증은 처음에는 술을 그만두면 급속히 좋아진다. 술을 마시면 다시 나빠진다. 이렇게 몇 번인가 반복하는 가운데 끝내는 술을 끊어도 원상태로 돌아갈 수 없게 된다.

취해서 창백해진다

술을 마시면 얼굴이 창백해지는 사람이 있는데 어째서일까? 이것은 피부 혈관의 수축을 의미한다. 그러나 누구나 얼굴이 창백해지는 것은 아니다. 오히려 그런 사람은 소수에 지나지 않는다. 그렇다면 체질이 특이하기 때문일까?

이를 뒷받침하는 연구 성과가 있다. 아세트알데히드를 아세트산으로 바꿀 때의 반응 속도를 좌우하는 효소의 작용이 약하면 아세트알데히드가 몸에 쌓이기 쉽다. 알코올 처리로 생긴 아세트알데히드가 교감 신경의 말단과 부신 수질을 직접 자극하여, 거기에 비축되어 있는 아드레날린(adrenalin)과 노르아드레날린(noradrenalin)이라는 혈관 수축 작용이 있는 호르몬을 밀어내어 혈액 속으로 섞어 넣는 사실을 알게 되었다. 술이 깰 시기에 오히려 얼굴이 창백해지고 혈압이 오르는 것은 그 때문이라는 설이 있다.

부신 수질은 신장의 위에 찰싹 달라붙어 있는 작은 호르몬 분비 기구인 부신의 한가운데 부분이다. 얼굴이 빨개지는 체질인 사람은 얼굴이나 손발의 피부가 반대로 창백해질 가능성도 있다. 빨개지다가 파래지거나 하는 사람은 술이 좋아지기 힘들다.

아세트알데히드에 의한 증상은 아세트알데히드 증후군이라는 이름으로 불린다. 그 내용은 Ⅲ장에서 설명한 대로다.

동양인 중에는 아세트알데히드를 아세트산으로 변환시키는 효소(ALDH)에 아세트알데히드가 비교적 결합하기 어려운 사람이 2명에 1명꼴이다. 앞에서 말한 바와 같이 ALDH에는 아세트알데히드와 친화성이 높은 1형($ALDH_1$)과 친화성이 낮은 2형($ALDH_2$)이 있다. 서양인은 이 두 가지를 모두 가지고 있으나, 동양인은 2명에 하나가 2형밖에 갖고 있지 않아서 아세트알데히드의 처리 능력이 약하다. 이 때문에 술을 마시면 바로 빨개진다. 이 성향은 유전에 의한다. 다만 이런 사람은 술을 마실 수 없기 때문에 알코올성 간 장해에 걸리기 어렵다는 점은 재미있는 일이다. ALDH의 작용이 활발한 사람들은 아세트알데히드가 쌓이기 어려워서, 음주에 의해 빨개지는 것도 적고 창백해질 가능성도 없다.

조혈기(造血器)에 대한 영향

혈구와 혈구를 만드는 조혈기에 대한 알코올의 영향도 무시할 수 없다. 먼저 적혈구를 살펴보자. 보통 적혈구는 중심부가 약간 얇아진 원판 모양으로 되어 있다. 만성 다량 음주자에게서는 전체가 얇아진 큰 적혈구라든가, 중심부의 한가운데가 약간 두꺼워져서 표적처럼 보이는 것이라든가, 모난 것들이 나온다. 이것들은 적혈구의 막에 있는 지질의 성분 가운데 어떤 것이 특히 늘거나 줄기 때문에 생기는 것으로 알려져 있다.

음주자는 비타민의 일종인 엽산의 흡수가 나빠져서 이것이 결핍된다. 알코올성 간 장해까지 겹치면 결핍은 더욱 심해진다. 이 때문에 빈혈이 일어난다. 빈혈은 적혈구의 수가 적어진 상태이다. 맥주는 엽산을 함유하고 있기 때문에 맥주를 항상 마시는 사람에게는 일어나기 힘들다고 한다.

음주 때문에 위장 점막에서 출혈하는 경우가 있다. 이것이 되풀이되면 혈액 속의 철분이 상실되고, 철분 결핍 상태가 된다. 그 때문에 빈혈을 일으킨다.

알코올은 골수에서 적혈구가 만들어지는 것을 방해한다. 아세트알데히드는 골수 속에 있는 혈구의 본부인 간세포의 활성을 강하게 억제한다. 이 두 가지 작용으로 음주할 때에는 적혈구가 매우 적게 만들어진다. 적혈구 속에는 철분이 많이 함유되어 있으므로, 만들어지는 적혈구의 수가 적으면 철분이 몸 안에 남아돌게 된다. 남은 철분은 몸 밖으로 쉽게 배설되지 않고 몸의 여기저기에 쌓이게 된다. 또 알코올은 위장에서의 철분 흡수를 촉진한다. 적포도주는 철분을 많이 함유하고 있기 때문에 오랫동안 마시면 체내에 철분이 쌓여 세포의 활동을 방

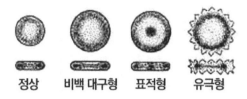

| 정상 | 비백 대구형 | 표적형 | 유극형 |

〈그림 22〉 건강인의 적혈구와 음주자의 적혈구

해한다.

음주자 중에는 백혈구와 혈소판이 적어지는 사람도 있다. 그러나 적혈구 계통 쪽이 알코올의 영향을 더 크게 받는다.

6. 태아에 미치는 영향

임신과 술의 해로움

임신 여성의 만성 다량 음주의 영향은 배 속의 태아에게도 나타난다. 그러나 어떤 영향이 있는지 확실하게 인식된 것은 비교적 최근의 일이다. 최근에는 음주의 영향이 늘고 있는 듯하다. 원인 불명인 것을 별도로 하면, 염색체 이상증, 선천성 대사 이상증과 함께 젖먹이 아이의 지능 장해의 3대 원인의 하나로 음주가 부각되고 있다. 역시 이것이 모체의 만성 다량 음주의 결말이라는 것은 대단히 충격적인 얘기다. 이것은 현재 계속 증가하고 있는 '부엌에서 마시기'의 여파 중 하나이다. 그래서 우리의 마음은 말할 수 없는 우울함에 싸인다.

일본에서 이런 증세를 최초로 보고(1978)한 것은 다카시마(高鳥敬忠) 등이다. 이들에 의하면 태아에 대한 알코올의 독성이 알려진 것은 그리스 로마 시대부터라고 추측된다. 18~19세기에는 부모의 음주에 의한 악영향의 실례가 보고되었다고 한다. 그러나 어떠한 영향이 일어나는지 분명해진 것은 프랑스의 D. 르모와느(1968), 미국의 K. L. 존스와 D. W. 스미스(1983) 등에 의해서이며, 이것을 태아 알코올 증후군이라고 이름 붙였다.

태아에 미치는 영향

태아 알코올 증후군의 특징은 넷으로 크게 나눌 수 있다.

첫 번째는 뇌로서, 지능이 낮고 머리가 작아지며, 근육은 부드럽다. 또한 침착하지 못하고 흥분을 잘하며, 운동은 서투르다.

둘째로는 신체 발육이 나쁘다. 발육 부전(發育不全)은 모체 내에 있을 때 이미 시작되며, 신장, 체중 모두 표준보다 뚜렷하게 낮다. 지방 조직이 적고, 마르는 것이 눈에 띈다. 발육 부전은 생후에도 계속된다.

셋째로는 얼굴에 특이한 이상이 생긴다. 코가 짧고 위를 향하고 있으며, 눈꺼풀 속이 짧다. 즉 눈꼬리가 길게 갈라진 눈이 아니고, 눈꼬리가 짧다. 윗입술은 얇으며, 그 한가운데를 가르는 세로로 된 인중이 뚜렷하지 않다. 또 아래턱뼈가 작고 뒤로 들어가 있다.

넷째로는 심장과 신장, 생식기, 손발의 피부와 손톱, 뼈, 배골과 흉곽, 근육 등에 여러 가지 기형이 나타난다.

이상 첫째, 둘째, 셋째의 예는 각각 태아 알코올 증후군 아이의 절반 이상에게서 나타난다. 네 번째로 예를 든 각 증상은 절반 미만이지만, 모두 합치면 대개의 아이들이 어떤 형태로든 기형을 다 갖고 있다.

어째서 이런 일이 일어나는가에 대해 여러 가지 논의가 있지만, 결국은 태반을 통과하여 모체에서 흘러나온 알코올의 작용이라고 보는 것이 일치된 견해이다.

Ⅶ. 주해의 요인과 치료 및 예방

1. 음주량의 조사

문제가 되는 주량

이 장에서는 사람에게 해를 주는 음주량과 음주 기간은 얼마나 되는가, 알코올 외에 해를 일으키는 요인은 없는가, 그리고 일본의 주해 발생 빈도는 어느 정도인가에 대해 살펴보기로 한다. 먼저 술은 어떤 방법으로 마시는지 알아보자.

국민 전체의 알코올 소비량이 같아도 마시는 방법에 차이가 있으면, 그에 따라 나타나는 결과에도 자연히 차이가 생길 것이다.

잠깐 생각해 보아도, 술 마시는 방법에는 몇 가지가 있다. 우선 전혀 마시지 않는 사람과 연회나 회식 장소에서 가끔 마시는 사람이 있다. 그중에서도 술잔에 입을 대는 정도의 사람이 있는가 하면, 마실 때는 폭주하는 사람도 있다. 가끔씩 마셔도 이런 사람을 주호(酒豪)라고 한다. 그리고 매일 마시는 사람을 연일 음주자라 한다. 그래서 다음 날 낮에도 알코올 독이 빠지지 않아 술에 절어 있는 사람도 있다.

일본인이 1시간에 처리할 수 있는 알코올의 양은 10㎖ 안팎이다. 술의 종류에 따라 함유된 알코올분에는 차이가 있다. 〈표

172

3)에 알코올 음료의 종류와 알코올 함유량을 제시하여 놓았다. 5홉(900㎖)의 청주는 130㎖ 이상의 순 알코올을 포함한다. 청주의 알코올 농도는 보통 15%이며 1홉은 180㎖이므로, 1홉의 술은 27㎖의 알코올을 함유하기 때문이다. 그러므로 5홉의 술을 처리하려면 약 13시간이 걸린다. 2~3시간 걸려서 이것을 다 마셨다면, 이튿날 오전까지는 몸에 알코올이 남아 있게 된다. 이튿날 저녁부터 다시 마시기 시작하면 알코올기가 빠져 있는 시간은 7~8시간뿐이다.

　나는 여러 가지 이유에서 연일 음주자와 1~2홉 음주자, 3~4홉 음주자, 5홉 이상 음주자로 나누어 생각하는 것이 좋다고 본다. 1~2홉 음주자는 OK지만, 3~4홉 음주자는 10년 이상 지나면 내과 의사나 신경내과 의사의 신세를 지게 되고, 5홉 이상 음주자는 조만간에(빠르면 1년 이내, 대부분은 몇 년에서 10년 후) 정신과 의사의 신세를 지게 될 가능성이 크다는 점을 지적하고 싶다. 이 점에 대해서는 이 방면에 경험이 많은 의사라면 대개 의견이 일치할 것으로 생각한다.

일본의 음주 인구

　인구 중에 몇 종류의 음주자가 존재하는가에 대한 실태 조사가 있다. 그것도 진찰받은 환자 조사, 직장 조사, 여론 조사, 지역 전 주민 조사 등의 방식이 있다. 음주자는 일반적으로 동료들끼리는 주량을 크게 불려 얘기하지만, 의사에게는 실제보다 적게 얘기한다.

　여러 가지 조사를 종합해 보면, 현재 일본의 인구는 1억 2천만 명 중 성인은 9천만, 음주 인구는 6천만, 가끔 마시는 사람

〈표 9〉 일본 성인의 음주 상황(1985)

(단위: 만 명)

음주 상황	남	여	합계
비음주자	1000(22%)	2000(44%)	3000(33%)
음주자	3500(78%)	2500(56%)	6000(67%)
가끔 마시는 자	1800(40%)	2200(49%)	4000(44%)
연일 마시는 자	1700(38%)	300(7%)	2000(23%)
1~2홉	1350(30%)	250(5.6%)	1600(18%)
3~4홉	185(4.1%)	15(0.33%)	200(2.2%)
5홉 이상	165(3.7%)	35(0.78%)	200(2.2%)
합계	4500(100%)	4500(100%)	9000(100%)

대량 음주자(1일 평균 순 알코올 150㎖ 이상)의 수

$$= 음주 \ 인구 \times \frac{0.174x \ + \ 0.00793x^2}{100} \ (WHO \ 방식)$$

$$= 음주 \ 인구 \times \frac{0.23 \ + \ 0.136x \ + \ 0.0085x^2}{100} \ (누카타 \ 방식)$$

$$\left(x : \frac{집단의 \ 연간 \ 주류 \ 소비량(순알코올 \ 환산 \ \ell)}{음주 \ 인구} \right)$$

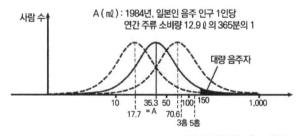

〈그림 23〉 집단에 대한 개인 음주량 분포(음주량의 개인차)

〈표 10〉 음주의 빈도와 1일량의 실태
(왼쪽: 남성, 중간: 여성, 오른쪽: 양성) (단위: %)
조사는 A: 다카스 씨(1980~1981) B: 다나카 씨(1980)
C: 여가개발센터(1976), *문제 음주자
D: 알코올 건강 의학협회

	A	B	C	D
	일본대학 이타바시병원, 스루가다이병원의 신경내과 외래 환자 (779인)	야마나시현 전 주민 (3,531인)	수도권 주민 (1,182인)	지방 도시 주변의 농촌 주민 (1,225인, 399인)
음주자		77.4 36.8 58.8	84.6 52.8 67.9	91.5 61.0 75.5
연일 음주자		45.1 2.9 26.2	30.6 3.6 20.4	43.1 5.6 23.3
1홉~3홉		36.8 1.26 26.0		30.6 6.4 17.8
4홉~5홉	17.2 1.0 10.7 (연일 10년 이상)	3.12 0.00 2.17		8.9 0.4 4.4
5홉 이상		0.92 0.21 0.70	5.7*	1.2 0.1 0.6

은 4천만, 연일 음주 인구는 2천만, 그중 1~2홉 음주자는 1600만, 3~4홉 음주자는 2백만, 5홉 이상 음주자는 2백만 명 정도로 생각된다(표 9).

이 추정의 근거는 일본대학 부속병원에서의 나의 경험과, 다나카(田中考雄) 씨의 야마나시현(山梨懸, 北巨摩郡明野村)에서의 조사(『中公新書』, 「음주증」), 재단법인 여가개발센터의 조사, 사단법인 알코올 건강 의학협회의 조사 및 다음에 서술하는 이론에 따른 계산 결과이다(표 10).

〈그림 23〉에 제시하는 바와 같이, 어떤 인간 집단에 대한 음주량을 하나의 생물학적 현상으로 보면, 음주량의 로그(주량 자체가 아닌 것에 주의)의 분포는 종을 엎어 놓은 것 같은 정규 분

포형이 된다. 이것은 S. 레이더맨이 프랑스의 실태를 조사한 결과(1956)에서 제시된 것으로, 나중에 WHO(세계보건기구)가 이 이론을 채택했다. 한 집단의 평균 음주량을 알면, 어느 정도 마시는 사람이 어느 정도의 비율로 존재하는지 수학적으로 계산된다. 예를 들면, 대량 음주자 수는 〈그림 23〉의 도식으로 비슷하게 구해진다. 일본인의 경우, 누카타(額田粲) 씨의 계산으로는 1일 순 알코올로 환산해서 150㎖ 이상의 음주자는 15세 이상이 100명당 2.10명이었다(1975). 같은 해 프랑스에서는 9.05명, 미국에서는 2.69명이었다.

또, WHO 방식으로 계산하면 1981년 성인 남자의 90%, 여자의 45%, 남녀 합해서 5481만 명이 음주 인구이고, 대량 음주자는 189만 명이 된다.

1일 순 알코올을 1,000㎖ 이상 마시는 극단적인 대량 음주자를 제외하고 계산하는 편이 실태에 가까운 수치를 얻을 수 있다는 생각에서 누카타 씨가 고안한 계산식(그림 23)으로 계산하면, 대량 음주자의 수는 WHO 방식으로 계산한 경우보다 약간 적어진다. 또 누카타 씨의 계산치에 의하면, 1일 150㎖ 이상의 위험 음주자와 거의 동수의 유해 음주자(1일 100~150㎖)가 있다. 집단의 평균 음주량 증대에 따라서 위험 음주자가 느는 것은 당연한 결과로 그에 따라 평균 음주량에 대해 유해 음주자수가 계속 느는 것은 〈그림 23〉을 보아도 알 수 있다. 여기에 주목해야 할 것이다. 이는 내가 말하는 3~4홉 음주자의 중요성이 상대적으로 증가함을 의미하기 때문이다.

2. 음주량, 음주 기간과 각종 해의 관계

두 가지 방법

지금까지 서술해 온 각종 만성 해로움은 어느 정도의 양을 얼마만큼 마시면 일어나는 것일까? 그리고 그 빈도는 어느 정도인가 하는 문제를 여기서 살펴보기로 한다. 먼저 각종 해에 대해 살펴보고, 마지막으로 전체를 모아서 생각해 보기로 한다.

여기에는 두 가지 방법이 있다. 첫 번째는 해를 입은 사람들의 그때까지의 음주량과 기간을 조사해 보는 방법이 있다. 두 번째는 음주 경력을 몇 단계로 나누어, 각 단계에 속하는 몇 명 중에서 몇 명이 그런 해를 당했는가를 살펴보는 방법이다. 두 번째 방법은 집단에 대한 주해의 빈도 측정에는 도움이 된다.

음주 경력의 내용으로는 음주의 1일 평균량, 음주 기간과 두 가지가 쌓여서 얻어지는 총음주량의 세 가지가 상습적 음주자에게 문제가 된다. 대주가에 대해서는 그 양과 빈도를 분명히 할 필요가 있다. 양은 순 알코올로 환산하여 비교할 필요가 있다. 그 이하의 주량은 이 방식에 의한 숫자이고, 술의 종류는 그다음의 문제이다.

의존증

먼저 의존증이라는 증세이다. 의존증 때문에 의사를 찾아온 환자 또는 의료 시설에 입원한 환자의 그때까지의 음주 경력 통계가 이 목적에 적당할 것이다. S. 레이더맨에 의하면 서양의 알코올 전문 병원에 오는 사람의 평균 음주량은 200㎖ 정도다. 누카타 씨(1971)에 의하면, 일본에서는 국립 구리하마병

〈표 11〉 만성적 음주의 해가 나타나기까지의 시간과 해를 나타내는 1일 음주량

해의 종류	기간	1일 음주량(청주로 환산)
의존	남성 20년, 여성 8년	5홉
신경 장해	10년	3홉
지방간	1주	3홉 미만에서도
간섬유증	5년	〃
간염		5홉
간경변	10년 전후	3홉
췌염	남성 17년, 여성 11년	3홉
심근증	10년	4홉 전후
부정맥		3홉
고혈압		1홉
태아성 알코올증	3년 (또는 간헐적으로도)	

원의 알코올센터에 입원한 사람의 입원 당시 음주량은 대체로 150㎖였고, 금주 회원의 금주 전의 음주량은 연회석에서의 60%가 5홉 이상이었다. 대개 1일 5홉 안팎이 되면 의존증에 빠지는 사람이 상당히 생기는 것으로 생각된다. 본래 의존증은 그보다 훨씬 전부터 시작된다는 점을 강조하고 싶다.

한편, 사이토(齊藤學) 씨는 1984년 현재 일본에서는 KAST 방식 채점으로 보아 문제 음주자가 약 2백만 명, 의존증 환자가 약 40만 명이라고 추정하고 있다. 이론적으로 추정된 1일 150㎖(청주 5.4홉) 이상의 음주자는 1983년의 시점에서 199만 명이다. 이 같은 수치로 보아서, 대개 5홉 정도가 하나의 경계선으로 보인다. 사이토 씨에 의하면 의존증에 빠질 때까지의 습관적 음주의 기간은 남성이 20년, 여성이 평균 8년이다. 처음 마시는 경우에는 좀 더 길어진다.

간장

간장의 해에 대한 데이터는 풍부하다. 일본의 하스무라 기요시(蓮村靖, 池上文詔) 씨 등이 1980년에 일본의 알코올성 간질환 160가지에 대해 조사한 결과를 보면, 간경변에 걸린 사람이 66명이었다. 1일 평균 음주량의 분포는 90%까지가 하루 3홉 이상, 30% 이상이 5홉 이상이었다. 음주 지속 기간은 거의 전원이 11년 이상이고, 10명 중 9명이 16년 이상이었다. 1일 3홉 미만으로도 15년 이상 음주를 계속하여 간경변이 된 사람이 몇 명 있었다. 15년 미만의 계속 음주자 중에서도 3홉 이상으로 간경변에 걸린 사람도 여럿 있다.

대체로 하루 3홉 이상을 15년 이상 계속 마신 사람이 80%를 넘었다. 3홉 미만, 15년 미만의 경우는 간경변에 걸리지 않았다.

간섬유증은 이보다 음주량이 적고 기간이 짧은 사람에게 많다. 간염은 1일 음주량이 5홉 미만인 사람에게는 잘 일어나지 않는다. 기간은 짧아도 된다. 지방간은 음주량이 적고 기간이 짧아도 생기며, 1일 7홉으로 1~2주, 5홉으로 2~3주 후에는 거의 예외 없이 지방간이 된다.

W. K. 렐바하(1975~1976)는 구 서독의 요양원에 입원한 알코올 상습자 526명의 조사 결과에서 상습 음주 기간이 6~10년인 경우는 8%, 11~15년인 경우는 21%, 16년 이상인 경우는 51%가 간경변에 걸렸다고 보고하고 있다. 여기서, 렐바하 씨의 보고를 기초로 세계 각국의 간경변 환자 중에 차지하는 알코올 상습자의 비율을 일본 다케우치 씨 등이 조사한 결과를 인용, 소개하였다(〈표 12〉 참조). G. 페기뇨 씨는 1971년 상습

〈표 12〉 세계 각국 간경변 환자 중 알코올 상습자 비율
(1950년 이후의 조사 보고 집계)

주로 렐바하가 보고한 결과에서 집계. 한편, 일본의 경우는 문부성 과학 연구비 '알코올과 간' 연구반이 1978년에 일본병원 내과 94개 시설을 대상으로 한 조사 결과에 따랐다

나라	집계 보고 수	간경변증 총수	간경변 중 알코올 상습자 수	간경변 중 알코올 상습자 비율
멕시코	1	119	98	82.4%
미국	7	2,641	2,059	78.0%
프랑스	2	800	612	76.5%
이탈리아	1	124	86	69.4%
스위스	3	1,096	701	64.0%
포르투갈	1	274	140	51.1%
스웨덴	2	893	391	43.8%
영국	4	964	321	33.3%
오스트리아	2	652	212	32.5%
구 서독	11	2,119	664	31.3%
오스트레일리아	1	98	27	27.6%
우간다	1	91	17	18.7%
일본	1	1,896	320	16.9%
구소련	1	70	10	14.3%
중국	1	69	8	11.6%
시리아	1	210	12	5.7%

자 381명을 조사하여 1일 음주량 80g이면 4%, 80~160g이면 37%, 160g 이상이면 59%가 간경변이 된다고 보고하고, 간경변이 되는 양의 평균을 1일 80g, 기간은 25년간으로 추정했다. 이상으로 보아 총음주량이 간경변의 발생과 밀접하게 관련되어 있는 것은 분명하다.

췌장

M. J. 애슐리 등에 의하면(1977), 발생률은 대주가 871명 중 7명(0.8%)이며, 알코올성 췌염에서 좀 더 가벼운 췌장 장해는 5~10%이다. 또 H. 설스 등에 의하면(1977), 만성 췌염이 되기까지 요하는 음주 기간은 남성이 17년, 여성이 11년이다. 혼마(本間達二) 등에 의하면(1980), 일본에서는 1일 89g 이상, 음주 기간 7년 이상인 자가 문제가 된다고 한다.

심장과 혈압

고이데(小出値, 1985) 등은 자신들의 경험을 통해 알코올성 심근증이 되려면 100~125㎖를 10년 동안 매일 마셔야 한다는 데이터를 들고 있다.

물론 알코올 의존증을 치료하는 시설에서는 200명에 1명, 순환기를 전문으로 하는 내과에서는 1년에 1~2명 정도인 듯하나, 부정맥 정도는 청주 3홉으로도 적지 않게 생긴다.

W. B. 카넬 등에 의하면(1975) 다량 음주자는 어떤 나이에서나 혈압이 높아진다. 소량 음주자는 전혀 마시지 않는 사람보다도 노년기 초기에 고혈압 빈도가 낮다고 한다. 그러나 일본 농촌의 추적 조사로는 1홉 이상을 마시면 최고, 최저 혈압이 올라갈 뿐만 아니라, 운동 후의 혈압 상승이 커진다는 기무라(木村登) 등의 보고(1974)도 있다.

태아와 모체

그러면 임산부의 경우는 어떠할까? 유럽이나 미국에서는 태아 알코올 증후군(fetal alcoholic syndrome, FAS)인 어린이의 어머니는 날마다 200~400㎖의 알코올을 마시고 있다고 한다.

이것은 대단한 양이다. 그런데 다나카 등(田中晴美 외, 1979)은 5가지 예를 들면서, 일본 모친의 음주량은 1일 110㎖로 상당히 적다고 한다. 일본의 경우, 이 병의 어린이 증상이 비교적 가벼운 것은 이 때문이라 한다. 그래도 기간은 3년 이상으로, 3가지 예가 의존증이었다. S. K. 클라렌 씨 등의 조사에 의하면(1978), 파티 때에만 술을 마시는 모친에게서도 FAS를 만성적으로 지닌 아이가 태어난다고 한다. 다카시마(高鳥敬忠) 씨는 임신 초기에는 비록 하루라도 혈중 알코올 농도가 높아지면 좋지 않다고 한다. 이에 대해 발육 지연은 임신 후반기까지 만성적으로 계속되는 음주에 의한다고 한다. F. 마에프스키 등에 의하면(1978), 만성 알코올증이 된 모친에게서 태어난 아이의 43%에게서 FAS가 발견되었다고 한다.

일반적인 출산 시 FAS의 빈도는 그 사회의 모친이 임신 초기에 어느 정도 술을 마시는가 하는 것의 척도라 할 수 있다.

미국에서는 1978년에 1,000명의 출생아 중 1~2명에게서 전형적인 FAS가 나타났다고 추정하고 있다. 가벼운 증상을 포함하면 3~5명이 된다고 한다. 55,000명의 임신부 중 63명이 만성 알코올증이며, 그중 23명은 임신 중에도 술을 마셨고, 그중 6명에게서 FAS 아이가 태어났다. 지능 장해는 9명으로, 출산 전후에 4명이 사망했다는 데이터도 있다. 구 서독에서는 1978년의 보고에서 연간 1,800명의 아기가 FAS를 갖고 태어났으며, 그중 3분의 1은 중한 증세라 한다.

선을 넘으면

지금까지 서술한 내용을 정리하면 다음과 같다.

① 만성적인 음주의 해가 나타날 때까지의 기간은 20년 안팎으로 보는 것이 좋다. 내장의 기관에 따라, 또 남녀에 따라 어느 정도의 차아는 있지만 FAS는 별도인 듯하다.

② 1일 음주량이 3홉 이상(알코올로서 80㎖ 이상)이면 해롭다. 양이 많을수록 해로움은 늘어난다. 다만 혈압에 대한 영향은 아직도 서로의 주장이 엇갈리고 있다.

〈표 11〉은 새로운 정보가 반영되어 있는 것은 아니다. 이미 서술한 내용을 한눈으로 알기 쉽게 정리한 것뿐이다. 해로움이 나타날 때까지 최저 어느 정도의 기간과 양이 필요한가 하는 기준이다. 개체 차이가 있으므로 이 한계치에 이른다고 모두 그렇게 되는 것은 아니다. 이 선을 넘으면 위험하다는 적신호로 생각하면 된다. 황신호는 좀 더 전부터 켜져 있다는 점도 명심해야 한다.

3. 술과 남녀의 차이

여성 음주자의 급증

여성이 맥줏집에서 공공연히 생맥주 컵을 기울이는 광경은 조금도 새삼스럽지 않다. 반세기 동안 여성의 음주 형태 변화는 역사에 남게 될 것이다.

여성 음주자의 급증은 조사 결과에도 잘 나타나 있다. 1964

〈표 13〉 여성 음주자의 증가

(단위: %)

	음주자			연일 음주자		
	남성	여성	남녀	남성	여성	남녀
1964	68	13	40	–	–	–
1968	74	19	44	–	–	29
1976	85 (53)	53 (44)	68	31	4	30

년에는 아직 13%였다. 그것이 1976년에는 53%가 되었다. 미국이나 유럽의 많은 나라에서는 훨씬 전에 여성 음주가 시작되었다. 중국이나 그 밖의 아시아 각국에서는 이런 일본보다 늦다.

멍에에서 해방된 여성은 술과 어디까지 친해지는가? 여성에게 술을 마시게 하는 사회 작용을 여성은 어디까지 받아들일 것인가?

주해의 남녀 차

여성은 술에 대한 의존에 도달하기까지의 기간이 남자보다 짧다고 한다. 1975년 전반 구리하마병원의 경우, 습관 음주에서 첫 번째 입원까지의 기간이 남성은 평균 20년인 데 비해, 여성은 평균 8년이었다고(그중 태반은 10년 미만) 한다. 음주 기간이 짧기 때문인지, 같은 의존이라 해도 바닥이 얕아서인지 금단 증상은 일반적으로 남성보다 가볍다고 한다. 진전섬망이나 환각과 같은 무거운 증상은 드문 듯하다. 그러나 그와 반대로 건망증이 많다.

남성의 경우는 오랜 기간의 호주(好酒)가 정도를 더해 노년 초기 이후에 의존증이 되는 사람이 태반인 데 반해, 여성은 자신이 처한 특정 상황에 반응하여 비교적 급속히 의존증에 빠져드는 경우가 75%를 차지하고 있다. 의존증에 빠진 여성 중에는 본래의 성격과 인간성 형성에 다소 문제가 있는 사람이 많다.

이렇게 해서 생긴 의존증도 남성의 의존증과는 특징을 달리한다. 앞에서 말한 금단 증상의 심한 차이도 그렇지만 폭력 행위, 반사회 행위는 비교적 적은 대신 성(性) 행동 이상이 비교적 많고, 숨어 마시기도 많이 한다. 그리고 여러 요소가 얽혀 있지만, 입원 후의 단주 성적이 별로 좋지 않다.

W. R. 가워스는 전세기에 이미 그의 명저인 교과서에서, 신경 장해에 대해서도 여성 쪽이 말초 신경 장해를 일으키기 쉽다고 하였다.

해를 일으키는 것은 의존과 신경뿐이 아니다. 간장과 췌장도 해를 입는다. 간경변증이 되기까지의 상습 음주 기간은 남자가 평균 26.8년인 데 비해, 여성은 평균 16.8년(니시무라(西村正信) 씨 등, 1984), 만성 췌장염이 되기까지는 남성이 17년, 여성이 11년(H. 설스 등, 1973, 1979)이라고 한다. 아무래도 여성이 주량이 적은 경우가 많아 파국이 오기 쉽다.

여성 호르몬은 알코올을 분해하는 효소의 작용을 억제하는 작용이 있다. 이것도 하나의 이유일 것이다. 여성 쪽이 여러 면에서 면역 계통의 이상에 얽히기 쉽다고 하며, 이를 술의 남녀 차에 대한 이유 중 하나로 생각하는 사람도 있다. 마시고 싶을 때, 낮부터 다른 사람 모르게 계속 마실 수 있는 사람은 가정에 있는 주부 여성이다. 이를 문제 삼는 사람도 있다. 아직도 밝혀지지 않은 면이 많은 영역이다.

4. 주해의 요인

영양의 불균형

술의 해는 알코올에 의한다. 그러나 음주에는 여러 가지 부차적인 요인이 수반된다. 그중에서 가장 큰 문제는 영양 섭취의 부족과 불균형이다.

술은 본래 남은 농작물이 주는 큰 복이었다. 그런데 술이 인간 사회를 넓고 윤택하게 하자, 술에 빠지는 사람이 생겼다. 밥을 먹지 않고 술만 마시는 습관을 가진 사람뿐 아니라, 빈곤 때문에 밥을 못 먹으면서도 술만은 마시는 사람도 있다.

술을 마시면 흔히 식사를 충분히 하지 않게 되는 것은 필연적이다. 또 숙취로 위가 아파서, 도저히 먹을 기분이 나지 않을 때도 있다. 이런 일이 계속되면 영양 부족이 문제가 되는 것은 분명하다.

알코올 1㎏에는 7cal의 열량이 있다. 이것이 모두 신체 에너지로서 이용될 수 있는가는 별도로 하고라도, 이 때문에 술을 마시면 별로 배가 고파지지 않는 것은 분명하다. 계속 술만 마시면 음식을 소홀히 한다. 단백질과 비타민, 무기물이 부족해지기 쉽다. 식사를 하면서 술을 마시는 사람도 먹는 음식이 쌀밥에 단무지뿐이라든가, 라면뿐이라면 당분과 지방만 늘어나 영양이 좋지 않은 상태가 된다. 청주, 포도주, 리큐어(liqueur)뿐만 아니라 맥주에 포함된 당분도 무시할 수 없다. 같은 효과를 나타낼 가능성이 있다. 술을 잔뜩 마시기는 하지만 여러 가지 음식도 많이 먹는 사람의 경우에는 영양 장해는 일어나기 어렵다고 생각할 수 있다.

간장이 나빠지면 식욕이 저하된다. 또 췌장이 나빠져서 잔뜩 먹을 경우 복통 발작을 일으키거나 설사를 하므로 먹고 싶어도 먹을 수 없는 상황에 빠진다. 어느 것이나 영양 장해를 조장하는 원인이 된다.

한편, 오랫동안에 걸친 알코올의 작용으로 소장 점막의 막소화와 흡수 능력이 손상되어 영양소의 흡수가 저하되거나, 간장에서 나오는 담즙과 췌장에서 나오는 소화액의 분비가 나빠진다. 장으로 통하는 길도 막힌다. 또한 흡수된 것을 이용하기 쉬운 형태로 바꾸는 신체의 능력이 저하된다.

이상과 같이 음주에 의한 영양 장해에는 음식 섭취의 부족에 의한 것과, 음식을 충분히 먹어도 일어날 수 있는 영양 장해의 2종류가 있다. 그러나 마실 때에 먹을 것을 권하는 것만으로는 해결될 수 없는 측면이 있다. 음주자의 영양 장해를 개선하려면 역시 술을 끊어야 한다.

알코올 자체의 해

주해의 원인으로는 이상과 같은 것들이 있지만 알코올 자체의 생명 활동에 대한 해(害)가 주원인이다. 거기에는 뇌세포막의 변화와 그에 의한 취함, 혼수, 저혈당 작용 등 많은 급성 작용이 있다. 의존증도 결국은 세포막에 대한 알코올의 작용이 가장 큰 원인이다. 소뇌 장해와 만성 간장 장해의 발생도 근본적으로는 알코올이 가장 중요한 원인이다. 지금은 모두 당연하게 들리는 이런 상식들도 정설이 되기까지는 우여곡절의 연구사가 있었다.

단, 장해 발생 과정에서 가장 중요한 요인은 아세트알데히드

VII. 주해의 요인과 치료 및 예방 187

〈표 14〉 각종 주해의 발생 원인

	증상, 병명	발생 원인
급성 음주 의 경우	취함	알코올
	혼수	알코올
	저혈당	알코올, 기아
	숙취	알코올
	머리가 아프고 구역질이 남	아세트알데히드, 체질
	이상(異常) 취함	알코올
	급성 골격근증	알코올
의존	의존증	알코올, 체질, 심리적 원인
신경 계에 대한 것	말초 신경병	영양, 알코올
	척수 장해	영양, 알코올
	소뇌 장해	알코올
	대뇌 위축	알코올
	베르니케병	비타민 B_1 결핍
	교중심 수초 파괴증	저나트륨 혈증의 급속 보정
내장, 혈관, 태아 에 대한 것	지방간	알코올, 과식
	알코올성 급성 간염	알코올, 아세트알데히드, 체질
	간섬유증	알코올, 아세트알데히드, 체질
	알코올성 만성 간염	알코올, 자기 면역, 체질
	간경변	알코올, 아세트알데히드, 저영양, 체질
	알코올성 만성 췌장염	알코올, 아세트알데히드, 체질
	알코올성 심근증	알코올
	고혈압, 미소 동맥 경화	알코올, 영양
	알코올성 태아증	알코올

이다. 이것은 간장 장해의 발생과 발전에도 중요한 역할을 하고 있고, 간장 이외 장기의 만성 장해에도 깊이 관여할 가능성이 있다. 알코올의 작용과 아세트알데히드의 처리에는 유전적 성질과 체질이 깊이 관계한다.

우발적인 요인으로서는 상처를 들 수가 있다. 취해서 일어난 큰 싸움, 폭력 행위, 만취했을 때의 뜻밖의 상처, 음주 운전 등 일일이 모두 열거할 수 없다. 이런 것들도 음주자의 사망률을 높인다.

이상과 같은 주해 요인 중, 어느 것이 가장 큰 역할을 하고 있는가는 〈표 14〉에 제시하였다. 이런 것에 대한 이해는 치료, 예방에 직접 도움이 될 것으로 생각한다.

5. 치료와 예방

숙취와 두통, 구역질

술병의 치료에는 조기 발견과 조기 금주가 가장 중요하고도 효과가 있다. 그러나 이것은 쉬운 일은 아니다.

먼저 숙취부터 살펴보자. 여기서 먼저 밝혀 둘 것은 다음의 치료법 중, 단주 이외에는 모두 의사에 의해서 이루어져야 한다는 것이다.

숙취는 한마디로 술을 과음하여 생기는 것으로, 여러 장기의 기능 교란이 다음 날까지 이어진 상태이다. 이 경우에는 우선 누워서 쉬고, 피로가 심할 때는 포도당이나 비타민 등을 주사한다. 옆으로 누우면 장기에 흐르는 혈액량이 늘어나서 각 장기에 쌓인 피로가 빨리 회복된다. 또, 지나치게 마시고 아무것도 먹지 않았을 때는 체내 포도당이 결핍 상태에 있으므로 주사를 맞는 것이 효과적이다. 이런 숙취를 예방하려면 몸의 상태가 좋지 않을 때는 많이 마시지 않는 것이 좋다.

두통, 구역질은 알코올의 분해 과정에서 생기는 아세트알데히드의 작용으로 알려져 있지만, 숙취와 마찬가지로 오로지 그것이 사라져 주기를 기다릴 수밖에 없다. 아세트알데히드가 쌓

이기 쉬운지 어떤지는 체질에 따라 다르기 때문에 두통과 구역
질이 나기 쉬운 사람은 술을 피하는 것이 현명하다.

혼수와 저혈당

취했을 때 가장 무서운 두 가지 증상이 있다. 첫째는 알코올
성 혼수이다. 술 냄새를 풍기는 사람이 의식을 잃고 있는 것을
보면 먼저 구급차를 불러야 한다. 토하게 하고 인공호흡을 시
킬 필요도 있으나 길거리에서는 쉽지 않다. 병원에서 기관을
절개하고 보조 호흡을 시키는 것이 가장 좋다. 늦어서 후회하
는 일은 있어도, 너무 빨라서 후회하는 일은 없다. 반드시 서둘
러야 한다.

또 알코올성 혼수 환자는 저혈당이 되어 있을지도 모른다.
이 경우는 혈당을 높이지 않는 한 회복되지 않는다. 그러므로
기관 절개와 동시에 서둘러 포도당을 정맥 주사할 필요가 있
다. 그러나 아무것도 먹지 않아서 비타민 B_1이 결핍되어 있는
사람에게 포도당만을 주면 그 처리에 비타민 B_1이 거의 사용되
어 장기에 해를 주는 경우가 있으므로 이것도 동시에 공급해야
한다. 저혈당은 반나절에서 하루쯤 굶고 술을 많이 마셨을 때
일어나므로 이 같은 일은 피해야 한다.

의존증의 치료

의존증의 치료에는 많은 의사들이 의존증 환자와 함께 살아
가면서, 인간적으로 교제하며 노력하고 있다. 여기서는 경험이
많은 전문가에게 들은 내용을 정리한다. 의존증에서 벗어나는
데는 단주 이상의 방법은 없다. 여기에는 강제적 방법과 자발

적 방법으로 두 가지가 있다. 강제 입원이나 격리 같은 방법으로 무조건 단주 상태를 실현하여 신체 의존에서 벗어나려고 노력하는 것은 규제가 없는 음주의 동기를 제거하는 데 효과적이다.

그러나 신체 의존에서 벗어나도 정신 의존이 존속하는 한, 다시 음주하게 될 가능성이 있다. 따라서 자율적으로 음주 행동을 조절할 수 있도록 이끄는 일이 아무래도 필요하다. 단주의 목적에 맞도록 자신의 환경 조건을 선택하고, 자신의 심리 상황을 견뎌 내고, 또는 거기에 익숙해져서 초월하는 요령을 터득하여 음주에 대한 갈망을 극복하도록 해야 한다.

이상과 같은 생각을 실현하는 데는 다음과 같은 여러 가지 구체적인 방법이 있다.

① 격리: 단주에 의해 나타난 금단 증상이 소실되기까지 약 2주간 전신 상태의 유지에 노력한다. 이를 위해 술을 대신할 다른 음료와 외상으로부터의 보호 등이 필요하며, 알코올의 대체제나 진정제도 사용한다.

② 혐주약: 아세트알데히드의 처리를 방해하며, 아세트알데히드가 쌓이게 해 두통, 구역질 등의 증상으로 음주를 혐오하게 한다. 혐주약을 복용한 것을 본인이 모르고 술을 많이 마시면 두통, 구역질 등 아세트알데히드 중독 증상이 강하게 일어나 생명까지 위험해진다. 때문에 본인에게는 미리 잘 설명하여 양해와 협력을 구해 놓을 필요가 있다. 이 약은 금주에 대한 의지를 굳힌 후에, 보통은 입원하고서 자발적으로 복용하도록 해야 한다.

③ 단주회: 술을 끊는 데 적합한 대인 관계를 만들어 나가기 위

해 이런 모임에 입회한다. 자발적인 의지를 전제로 하고는 있으나, 친구들의 눈에 보이지 않는 규제력도 단주를 목적으로 이용한다.

④ 주치의에 의한 대면 치료: 오랜 기간에 걸친 정기적인 대면을 통해서 심리적인 여러 문제의 극복을 도모한다. 자신의 있는 모습을 그대로 직시하게 하여 주변 사람들과의 의사소통을 회복시키고, 동시에 자신과 타인 사이의 구별, 상호 이해의 한계 등도 판단하게 한다. 이 같은 기본적인 인간관계의 회복을 통해서 자립할 기력, 살아가는 기력을 회복시키고, 음주가 자신과 주위 사람에게 미치는 결과를 깨닫게 하여 단주에 대한 동기를 부여시켜 굳히게 한다.

⑤ 상담: 사회적, 경제적인 여러 조건의 개선을 도모하기 위한 상담에 응한다.

신경병의 치료

신경계에 대한 만성적인 해에 대해서는 금주와 함께 영양을 보급하며, 비타민제, 특히 B_1, B_6, B_{12}, 때로는 니코틴산 또는 니코틴산아미드 등을 투여한다. 뇌세포막 성분의 하나인 강글리오시드(ganglioside)의 사용도 말초 신경 장해의 치료에 시도되고 있다. 이상과 같은 처치에 의해 말초 신경 장해, 경축, 베르니케 뇌병, 대뇌의 위축 등 그다지 심하지 않은 해는 상당히 좋아진다.

앞에서 다발 신경 장해의 예로 든 E 씨의 혈액 속 비타민 B_1과 B_{12}의 농도는 초진 때에는 정상이었으나, 4년 후에는 매우 악화되어 비타민 B_1과 엽산의 농도가 저하되어 있었다. 비타민 B$_{12}$는 정상이었다. 입원시켜서 영양이 풍부한 식사를 제공하고 비타민 B$_1$, B$_6$, B$_{12}$의 복용 외에 B$_1$를 주사하였으나, 침대 위에서 담배를 피우는 등 규칙을 지키지 않고 2주 후에 퇴원하고 말았다. 증상은 좋아지지 않았다.

이 책에는 소개하지 않았지만, 내가 경험한 경축 환자 중 한 사람은 술을 끊은 뒤 점차 경축이 없어져 완전히 치료되었다. 약 1년이 걸렸지만 증상은 서서히 좋아지고 있다. 강한 심축이 있던 또 한 사람도 4개월 후 절반 정도 좋아진 상태에서 퇴원하였다.

베르니케병은 비타민 B$_1$의 결핍에 의한 것으로, 속히 B$_1$을 주사할 필요가 있다. 급성병이 지체되면 뇌의 변화가 원래대로 회복되지 않으므로 서둘러야 한다. 음주자의 비타민 결핍성 뇌병은 이것뿐이 아니다. 즉시 니코틴산이나 니코틴산아미드를 보충하지 않으면 니코틴산 결핍성 뇌병이나 펠라그라병에 걸린다.

미국에서는 X선 컴퓨터 단층 촬영으로 음주자의 대뇌 위축이 단주와 영양 보급으로 어느 정도 회복된 결과를 보고(1981)하였다. 그러나 이것도 심해지기 전까지의 이야기이다.

소뇌의 변성은 술을 끊어도 별로 좋아지지 않는다는 보고가 많다. 이것은 음주자의 소뇌 변성이 영양 장해보다 알코올이나 알코올에 의해 형성되는 소뇌에 대한 직접적 독작용에 의한 것이라는 생각을 지배하고 있다. 그러나 아직 이 점에 대한 증명은 불충분하다.

쥐에게 반년 이상 동안 끈기 있게 알코올을 먹인 결과, 소뇌와 측두엽 일부에 신경 세포의 탈락이 생긴다는 사실이 밝혀졌다. 이 결과는 섭취시킨 영양소가 적었기 때문은 아니라고 증명되었다. 그러나 그것만으로 알코올의 독성에 따른 영양 장해가 아니라고는 할 수 없다. 더 직접적인 증명이 필요하다. 발병 과정을 알게 되면, 올바른 지도와 더 합리적인 치료법의 고안도 가능할 것이다.

간장병의 치료

간장병의 치료도 금주가 전제가 된다. 지방간은 걸리기 쉬운 대신 치료도 쉽다. 정도 차이는 있지만, 술을 끊은 지 2주간이 지나면 간 기능은 정상이 된다. 다시 몇 주간 지나면 간세포 속의 지방 방울이 없어진다. 음식에도 주의할 필요가 있다. 칼로리는 1일 1,800~2,000kcal 정도, 단백질은 부족하지 않도록 1일 75~100g 정도, 비타민, 특히 B_1과 B_{12}는 많이 섭취해야 한다.

알코올성 간염은 지방간과 같이 간단한 것은 아니다. 사망률은 가벼운 경우 10%, 심한 경우는 30~75%라고 한다.

먼저, 술을 끊고 안정해야 한다. 이 경우에는 칼로리도 높고 단백질도 많고, 비타민 B_1, B_{12}도 많이 들어 있는 식사를 한다. 상세한 치료법은 너무 전문적이기 때문에 간단히 열거하자면 환원 글루타티온, 부신 피질 호르몬, 글루카곤 및 인슐린 요법, 아미노산 대량 요법, 프로필티오유라실(propyithiouracyl) 요법 등이 있다.

이 같은 치료법으로 다행히 생명의 위기를 넘겨 회복되어 간다고 하여도, 알코올성 간염은 간경변에 이르는 길목이라는 점을 염두에 두어야 한다. 두세 번 알코올성 간염을 반복하여 앓는 것은 그때마다 100보, 200보씩 간경변으로 접근하는 지름

길이 된다. 그 걸음을 멈추게 하기 위해서는 무엇보다 금주해야 한다. 간경변에도 고칼로리, 고단백, 고비타민 음식이 기본이 된다. 간경변이 되면 조만간 복강에 물이 고인다. 물이 너무 고이면 배의 피부가 팽팽하게 부풀어 오를 뿐 아니라, 횡격막이 위로 밀려 올라가 가슴을 압박한다. 지나치게 많이 고인 물을 줄이기 위해서는 옆으로 누워서 안정하고, 지나치게 많은 염분과 수분이 체내에 들어가지 않도록 제한하고, 적당한 이뇨제를 사용한다. 알부민 수액도 주사한다.

간장의 기능이 떨어지면 의식이 혼탁해지는 일이 있다. 담즙 속으로 배설되어야 할 것이 체내에 쌓이고, 간장 속에서 해독되어야 할 것이 그대로 혈액 속으로 들어가기 때문으로 생각된다. 이렇게 해서 생기는 간성 뇌증 또는 간성 혼수의 염려가 있을 때는 단백질을 다량 섭취시키지 않는다. 단백질이 장 안에서 세균에 의해 분해되어 생기는 암모니아 등, 뇌의 작용에 유해한 물질의 발생을 줄이기 위해서이다. 장 속에서의 암모니아 발생을 억제하기 위해 항생 물질이나 락툴로스가 사용된다. 간성 뇌증에는 분지(分枝) 아미노산을 다량 함유한 특수 아미노산 제제가 유효한 경우가 있다.

이상은 간경변의 결과로서 일어나는 장해에 대한 조치이다. 그러나 간장에 섬유 성분이 늘었다 줄었다 하는 과정을 방지하려면 역시 술을 끊는 것이 가장 좋다는 점을 강조하고 싶다.

식도의 정맥이 혹처럼 부풀어 오르면 다량 출혈하여 죽음으로 직결될 수 있으므로 매우 위험하다. 입으로 내시경을 넣고 보면서 강화제를 주입하여 정맥혹을 굳혀서 출혈을 방지하도록 하는 방법이 있다. 또 수술이 가능한 사람의 경우에는 당면한 위험을 피하기 위해 식도를 잘라 버리는 경우도 있다.

췌장병과 심장병의 치료

췌장병의 치료에도 금주가 필수적이다. 아픈 것은 금주로 상당히 낫는다. 췌장은 지방의 소화에 필요한 효소를 분비하기 때문에, 그 기능이 쇠약해졌을 때 지방분을 너무 많이 먹으면 설사가 나거나 고통스러운 발작이 일어난다. 이렇게 될 때는 음식을 적게 들고 여러 가지 조치를 취해야 한다. 쇠약해진 췌장에 부담을 주지 않기 위해 소화를 돕는 효소제를 많이 복용해야 한다. 췌장에서 분비되는 소화액이 잘 통과되지 않을 때는 수술할 수도 있다.

알코올성 만성 췌장염에 의해 췌장 속의 랑게르한스섬 (Langerhans' islets, 이자섬) 기능에 장해가 생겨 인슐린 분비가 약해지면 당뇨병이 되는 경우가 있다. 이 경우에는 식이 요법이나 인슐린 치료를 필요로 한다. 일본에서 췌장병으로 사망하는 사람이 서양만큼 많지 않은 것은 지방분 섭취량이 매우 적기 때문이다.

알코올성 심근증의 치료에도 우선 금주가 필요하다. 그리고 이뇨제와 강심제를 적절히 사용하여 안정시켜야 한다. 그러나 이 증상이 자주 겹치면 회복은 어려워진다.

태아성 알코올 증후군에는 유감스럽게도 뚜렷한 치료법이 없다. 임신 중의 모친이 술을 조심해야 한다.

Ⅷ. 술을 인생의 벗으로 삼기 위해

알코올의 사회성

알코올과 인류의 관계는 길지만, 관련 방법이나 정도는 시대에 따라, 또 지역이나 문화에 따라 상당히 다르다. 그러나 전체로서의 관계는 점차 깊어져 가고 있다.

개인이 술을 마시거나 마시지 않는 데는 자기 나름대로 이유가 있다. 한편 인간 사회에는 술을 마시게 하는 작용이 있고, 이것이 음주의 주체인 개인에게 어떤 힘을 미치고 있다. 반대로 술을 마시지 못하게 하는 작용도 있다. 어느 쪽에나 이유와 동기가 존재한다. 여러 가지 역학적 관계에 의해 술 마시는 방법, 사람에 차이가 나타난다. 즉 술 소비량 하나를 들어 보아도 1인당 주류 알코올 소비량은 많은 나라와 적은 나라 사이에 10배 이상의 차이가 있다. 개인차는 더 크다.

그러나 한 가지 간과해서는 안 될 점이 있다. 양조주에 증류주가 더해지고, 또 패턴트 스틸(증류기)에서 대량 생산되는 알코올을 마시는 현대이다. 지구상에서 만들어지고 있는 알코올의 총량은 시대와 함께 착실히, 또 비약적으로 증가되어 왔다. 일시적 또는 국지적인 감소나 증대는 있었어도, 전체로서는 계속 증가하여 왔다. 술을 잉여의 상징이라 한다면, 생산성의 향상과 더불어 인류가 술을 더욱 가까이하는 것은 당연하며, 손에 넣은 술은 거의 마시게 될 것이다. 주류 알코올 소비량의 계속적인 증대는 인류의 장래를 점칠 때 간과할 수 없는 일로 생각된다.

여기서 인간 사회를 널리 보아, 알코올 마시는 방법을 좌우하고 있는 사회적 요인을 하나씩 밝혀 보자.

술은 원래 자발적으로 마시는 것이지만 억지로 마시게 되는 경우도 있다. 술을 마시는 이유, 마시게 하는 이유를 검토해 나가면 알코올을 마시는 사람을 증가시키는 요인이 밝혀질 것이다. 반대로 술을 마시지 않는 이유, 마시지 못하게 하는 이유 속에서 알코올을 마시는 사람을 줄일 요인을 찾을 수 있다.

알코올 마시는 사람의 증가 요인

알코올분이 낮은 술을 물 대신, 차 대신 마실 때가 있다. 프랑스 사람들은 와인을 그렇게 마신다. 실제로 아이들까지 온 가족이 식사 때에 부담 없이 마신다. 와인은 거의 술로 취급하지 않는 듯하다. 영국에서도 대중식당에서 맥주와 샌드위치로 점심을 먹는 사람이 많다. 이것도 물 대신 마시는 것이라고 할 수 있다. 물맛이나 그 밖의 점에서 좋지 않은 수질인 경우에 술 등이 물의 대용품으로서 보급되기 쉬운 것이다.

미각을 어느 정도 중시하는가도 알코올을 마시는 방법과 관계가 있다. 풍부한 농산물, 축산물, 수산물은 맛있는 요리를 촉진하며, 그 같은 곳에서는 미각도 발달한다. 먹는 즐거움을 중시하는 풍습과 문화에서는 좋은 술, 맛있는 술을 만들기 위한 기술도 자연히 깊이 추구되고 있다. 미식과 미주는 서로 손잡고 발달하는 듯하다. 술 자체의 풍미, 향기의 감상은 맛있는 요리에 뒤떨어지지 않는 하나의 고등 문화이기도 하다.

북유럽이나 러시아에서는 몸을 덥히기 위해서 술을 마시는

일이 있다. 피부의 혈관이 알코올의 작용으로 확장하여 일시적
이지만 손끝, 발끝에 피가 통하여 따뜻해지기 때문이다. 난방이
완비된 현대에조차 바람과 눈이 이는 밖에서 뛰어 들어온 직후
에는 이런 알코올의 효용을 구하는 경우가 있을 것이다. 이같
이 기후도 알코올을 마시는 방법에 어느 정도 관계가 있다.

알코올이 들어가면 기분이 달라지고, 기분이 풀리며, 마음이
트이는 기분이 된다. 이 같은 효과 때문에 술은 예로부터 여러
가지 모임의 연출자로서 확고한 위치를 차지하고 있다. 관혼상
제, 연회, 파티, 가족의 친목은 말할 것도 없고, 술로 상담을
이루는 경우도 있다. 상대의 본심을 아는 데 도움을 주고, 본심
을 서로 알고서 상호 신뢰하게 된다. 모임이 무성한 사회일수
록 알코올을 많이 마시게 된다고 할 수 있다.

그런가 하면, 이것도 저것도 모두 다 잊어버리고 싶을 때가
있다. 술은 이런 때 정말 손쉬운, 그러나 전면적으로 방심할 수
없는 방조자이다. 인간은 그 발달된 대뇌 신피질 때문에 정신
이 명석해질 수 있었지만, 대립이 지나치게 나타나 고민으로
피로해지고, 어두움과 혼돈 속에서 휴식을 구하며, 무엇인가에
대한 도취에 몸을 맡기고 싶어지는 일면도 갖고 있다. 사회 속
의 예리한 대립, 상극과 모순, 개인 간의 심한 갈등과 알력은
술에 의한 도취를 구하는 사람의 수를 더 증대시킬 것이다. 사
회 속에 내장된 대립의 총수는 알코올의 소비량과 분명히 관계
가 있다.

도취와 정신의 휴식은 모두 알코올에 의해서만 달성되는 것
은 아니므로 고도의 문화, 다양한 가치관을 지닌 사회는 그 대
립을 능숙하게 흡수, 완화해 나간다는 것도 생각할 수 있다. 사

회가 장래 목적한 방향을 생각하는 데도 이것은 중요한 일일 것이다. 사회 문화의 빈약성과 가치관의 획일성은 알코올을 마시게 하는 촉진 인자일 것이다.

술을 마시게 하는 이유

술 마시는 개인과 떨어진 위치에서 음주를 좌우하는 요인으로 두 가지를 들 수 있다. 국가와 기업이 그것이다. 개인이 술을 만들 권리와 그것을 팔 권리는 예로부터 시정자에 의해 제한되고 있다. 그리고 특정인에게 그 권리를 허가하여 준다. 그 허가인은 국가에 대해 세금을 납부한다. 이는 자고로 어느 나라에서나 이루어지고 있는 일이다. 1987년 현재 일본에서는 술에 대해 등록 면허세(제조 면허와 판매 면허로 나뉜다), 출고세(출고에 따라 과세된다), 수입 거래세가 부과된다. 조석세(造石稅: 제조에 따라 부과된다)는 1944년에 폐지되었다.

면허의 필요성은 술이 단순히 인간의 입에 들어가는 물질로서만이 아니고, 의존 형성 능력을 가지고 각종 주해의 원인이 될 수 있는 이상 분명 타당하다. 그러나 주세를 부과함으로써 국가는 세금량의 향상을 바라기 때문에 주류 알코올의 소비를 한편으로는 권장하는 일면도 있다. 술 증가 요인의 하나가 여기에 있다.

1986년 일본의 각종 주세는 간접세가 1위(18.0%)로 1조 9740억 엔이라는 막대한 금액이다. 국세 전체의 4.9%에 해당된다. 1965년에는 10.8%, 1955년 이전에는 17%가 넘었으므로 비율은 떨어지고 있으나, 주세의 절대액은 1965년의 5.6배, 1955년의 12.3배라는 비약적 결과를 나타내고 있다. 이렇듯 주세는 바로 국가 세금량을 안정적으로 확보하기 위해 필요 불가결한 것이다. 담배에서도 같은 결과를 볼 수 있다.

술을 마시게 하는 방향으로 작용하는 또 하나의 커다란 사회적 요인은 술의 제조 및 판매, 거기에 얽힌 여러 가지 기업 활동이다. 현대의 기업은 유형, 무형의 모든 것을 상품화한다.

술의 상품화 역사는 오래되었으며, 그 발전은 주류의 보존, 운반 기술의 발달 등과 관계가 있다. 지금은 술의 맛과 향기, 색깔뿐 아니라 그릇, 포장, 마시는 방법, 그것들이 자아내는 분위기 등 부수적인 것까지 포함해서 술과 관계된 모든 속성이 상품으로서 추구되어 새로운 알코올에 대한 수요를 개발하는 노력이 이루어지고 있다. TV 광고는 가장 대표적인 예이다.

얘기는 좀 다르지만, 스페인 사람이 중남미에 갖고 간 독한 술과 북미의 원주민을 취하게 한 '불의 물'은 결과적으로는 식민지 정책을 이롭게 했다는 견해가 있다. 이와 관련하여 칵테일인 '맨해튼'은 말할 것도 없이 뉴욕 맨해튼섬의 이름을 딴 것으로 그 이름은 토착어인 Manahachtaniek(우리가 모두 취했던 곳)에서 유래한다고 한다. 그리고 17~18세기의 미국에서는 중류 이상 신분을 가진 사람은 증류주에서 멀어져야 했으나, 성직자 중에는 사회의 바람직하지 못한 요소인 하층 계급 사람들은 죽도록 마시게 내버려 두어 제거해야 한다고 주장하는 사람도 있었다고 한다. 이 얘기가 사실이라면 계층 도태의 목적으로 독한 술의 범람을 인정하면서, 한편으로는 장려했다고 할 수 있다.

일본에서도 전쟁 중에 특공대원에게 매일 3~5홉의 술이 배급되었다는 얘기가 있다. 이런 것들도 특수한 경우이지만, 사회적 요인이 알코올 마시는 방법에 영향을 끼친 예라 할 수 있다.

금주 운동과 이슬람 세계

술을 마시지 않는 이유, 마시게 하지 않는 이유의 대부분은 마시는 이유, 마시게 하는 이유를 뒤집은 것이다. 좋은 식수가 풍부하게 얻어지는 환경, 빈약한 음식 문화, 정신의 명석을 필요로 하는 지적 작업, 내부 대립이 적은 사회, 고도한 문화, 가치관의 다양성 등은 알코올을 마시는 사람에게는 저하 요인으로서 작용하는 것은 아닐까? 주해에 맞서려는 경우, 참고로 할 것은 있다. 물론 주해에 대한 두려움도 큰 견제 요인으로 작용한다.

사회 윤리의 유지를 요구하는 소리가 높고, 그것이 금주 운동으로 발전하는 일도 있다. 무규제와 태만함을 싫어하는 사람은 성직자, 교육자, 경영자, 시정자 등 사회의 지도층에 많다. 스포츠 경기의 감독도 그렇다.

마호메트는 주정뱅이의 말다툼이 살상 사태를 일으켜 버린 것을 결정적인 계기로 술 마시는 것을 금지시켰다고 전해지고 있다. 그 후 1200여 년간 이슬람 세계에서는 이 금주 계율의 해석과 취급을 둘러싸고 논쟁이 반복되고 있다. 음주에 대한 규제의 정도는 지금도 나라에 따라 매우 다르며, 시대적으로도 매우 유동적이다. 예를 들면 파키스탄에서는 10여 년 전에 새로 금주령을 내렸다.

미국의 금주 운동은 19세기 초에 시작되어 금주법(1920)으로서 결실을 맺는 데 100년이 걸렸다. 그럼에도 불구하고 불과 14년 후에 금주법은 폐지되고 있다. 구소련의 고르바초프 정권은 발족 직후부터 페레스트로이카(개혁)의 일환으로서 주정뱅이 추방 운동을 시작하여, 공공장소에서 음주를 일절 금지시켜 세계의 이목을 모았다.

주해에 대한 캠페인을 전개하는 계몽가들의 움직임도 알코올을 마시는 사람을 줄이는 하나의 사회적인 힘이 된다. 이 운동은 주해가 개인과 사회를 계속 좀먹는 데 대한 위기감을 출발점으로 하여, 의사와 그 주장에 대한 이해자가 주체를 이루고 있다. 알코올문제 전국시민협회도 그중 하나이다. 나도 이들 계몽 운동을 지지하는 사람이며, 특히 3~4홉 음주자의 주해와 그 증대에 위기를 느끼고 경종을 울린 셈이다.

술과 가까이도 멀리도 하지 말고

금주령 아래 있는 파키스탄의 카라치에도 알코올 중독자가 있다는 것을 그곳 정신과 교수 자게 하산 씨는 인정하고 있고, 밤에 국산(파키스탄산) 위스키를 들고 우리 호텔에 살며시 마시러 오는 파키스탄 의사도 있었다. 그런가 하면 이슬람의 단식 달의 더위가 심한 대낮에도 음식은 물론 담배 한 개비도 입에 대지 않는다는 자동차 운전수의 모습도 눈에 띈다. 물론 그는 술 같은 것은 입에 대지 않을 것이다. 러시아에서는 공적 파티에서 술이라는 술은 모두 모습을 감추었다고 하면서, 모스크바 거리의 향수 가게 앞에는 험상궂은 애주가들이 술 대신 마시는 오드콜로뉴 같은 화장수를 구하려고 줄을 서 있는 것을 목격하였다는 보고도 있다.

이것저것 생각하면 이 양면성이야말로 인간의 있는 그대로의 모습이며 본성의 반영이기도 하여, 인간과 술은 결국 인연을 끊을 수 없을 것이다. 이런 결론에 독자들도 많이 동감할 것으로 생각한다.

그러나 그뿐 아니라 주해는 일종의 문명병이 아닌가 하는 약간 비관적인 느낌도 있다. 문명은 잉여를 산출하고 인구 증가와 생활 수준을 향상시켜 문화의 꽃을 피웠으나, 한편으로는 인간 사회의 여러 차원에서 대립의 격화에도 박차를 가하고 있다. 그 대립의 반동으로서 또는 그 때문에 받은 상처를 치유하는 휴게 장소에서, 대량 생산에 들어가 유행의 옷을 입은 주류 알코올이 빈틈없이 또는 걱정하지 않고 얼굴을 내밀어 '파우스트' 속의 메피스토펠레스(Mephistopheles)에게 우리를 잠깐 동안 도취로, 해방으로 유혹한다. 그런 반복 속에서 주해는 어느 사이엔가 커지게 된다. 우리 사회 속에서 만성 다량 음주자라는 괴수가 손발을 조금씩 내밀고 있는 것을 느끼지 않고 있을 수는 없다. 이대로 가면 인간 사회는 어찌 될까? 어디까지 알코올에 좀먹혀 갈 것인가? 핵에너지를 해방시킨 인간이 안고 있는 또 하나의 고민일 것이다.

결국 술을 마시지만 술에 빠지지 않고, 가까이도 멀리도 하지 않는 관계를 유지해 나가야 한다. 그것은 알코올의 파도에 시달리면서 정신과 육체의 건강을 유지해 나가야 하는 우리 인간이 취해야 할 유일한 목표가 된다. 그렇게 함으로써 술은 자연히 인생의 벗이 될 것이다.

술과 건강

술은 약인가? 독인가?

초판 1쇄   1992년 07월 25일
개정 1쇄   2019년 01월 10일

지은이   다카스 도시아키
옮긴이   박윤중, 안용근
펴낸이   손영일
펴낸곳   전파과학사
주소   서울시 서대문구 증가로 18, 204호
등록   1956. 7. 23. 등록 제10-89호
전화   (02)333-8877(8855)
FAX   (02)334-8092
홈페이지   www.s-wave.co.kr
E-mail   chonpa2@hanmail.net
공식블로그   http://blog.naver.com/siencia

ISBN 978-89-7044-854-1 (03510)
파본은 구입처에서 교환해 드립니다.
정가는 커버에 표시되어 있습니다.

도서목록
현대과학신서

도서목록
BLUE BACKS